中国糖尿病健康管理规范
（2020）

国家基层糖尿病防治管理办公室
中华医学会糖尿病学分会　｜　编著

指导单位：国家卫生健康委员会疾病预防控制局
牵头单位：国家基层糖尿病防治管理办公室
　　　　　上海交通大学附属上海市第六人民医院
参与单位：中华医学会糖尿病学分会
　　　　　中国疾病预防控制中心
　　　　　中国体育科学学会体质与健康分会
　　　　　中国营养学会
　　　　　上海市疾病预防控制中

U0212473

人民卫生出版社
·北 京·

图书在版编目（CIP）数据

中国糖尿病健康管理规范 . 2020/国家基层糖尿病防治管理办公室，中华医学会糖尿病学分会编著 . 一北京：人民卫生出版社，2020.8 (2023.11重印)

ISBN 978-7-117-30314-9

Ⅰ.①中…　Ⅱ.①国…　②中…　Ⅲ.①糖尿病-诊疗-管理规范-中国　Ⅳ.①R587.1

中国版本图书馆 CIP 数据核字（2020）第 142414 号

人卫智网	www.ipmph.com	医学教育、学术、考试、健康，购书智慧智能综合服务平台
人卫官网	www.pmph.com	人卫官方资讯发布平台

中国糖尿病健康管理规范（2020）
Zhongguo Tangniaobing Jiankang Guanli Guifan（2020）

编　　著：国家基层糖尿病防治管理办公室
　　　　　中华医学会糖尿病学分会
出版发行：人民卫生出版社（中继线 010-59780011）
地　　址：北京市朝阳区潘家园南里 19 号
邮　　编：100021
E - mail：pmph @ pmph.com
购书热线：010-59787592　010-59787584　010-65264830
印　　刷：北京虎彩文化传播有限公司
经　　销：新华书店
开　　本：787×1092　1/16　　印张：10
字　　数：162 千字
版　　次：2020 年 8 月第 1 版
印　　次：2023 年 11 月第 5 次印刷
标准书号：ISBN 978-7-117-30314-9
定　　价：49.00 元

打击盗版举报电话：010-59787491　E-mail：WQ @ pmph.com
质量问题联系电话：010-59787234　E-mail：zhiliang @ pmph.com

《中国糖尿病健康管理规范（2020）》编写委员会

主　　编　贾伟平（上海交通大学附属第六人民医院）

编写组成员（按姓氏拼音排序）

包玉倩（上海交通大学附属第六人民医院）

蔡　淳（上海交通大学附属第六人民医院）

冯　博（中华医学会）

高　超（中国疾病预防控制中心）

高玲玲（北京大学第一医院）

葛　声（上海交通大学附属第六人民医院）

郭立新（北京医院）

郭晓蕙（北京大学第一医院）

孔灵芝（中华预防医学会健康传播分会）

黎衍云（上海市疾病预防控制中心）

刘　欣（上海市社区体育协会）

陆大江（上海体育学院）

陆　燕（上海市奉贤区疾病预防控制中心）

施　燕（上海市疾病预防控制中心）

宋　君（同济大学附属东方医院）

孙子林（东南大学附属中大医院）

王　梅（国家体育总局体育科学研究所）

王正珍（北京体育大学）

吴　翠（上海市宝山区疾病预防控制中心）

向　芳（上海市嘉定区疾病预防控制中心）

杨金奎（北京同仁医院）

杨月欣（中国营养学会）

于仁文（解放军总医院第七医学中心）

张　坚（中国疾病预防控制中心）

赵文华（中国疾病预防控制中心）

朱大龙（南京鼓楼医院）

朱珍妮（上海市疾病预防控制中心）

秘　书　组　蔡　淳（上海交通大学附属第六人民医院）

陈　旭（上海交通大学附属第六人民医院）

刘月星（上海交通大学附属第六人民医院）

前　言

近年来我国成年人糖尿病患病率显著上升,疾病负担沉重。糖尿病的早期发现和有效的综合管理可以预防和控制糖尿病并发症,从而降低糖尿病的致残率和致死率。糖尿病是国家实施综合防治管理策略的主要慢性病之一。受国家卫生健康委疾病预防控制局委托,国家基层糖尿病防治管理办公室牵头组织相关机构、专家共同制定《中国糖尿病健康管理规范(2020)》(以下简称《规范》),本《规范》是落实健康中国行动糖尿病防治行动的重要举措,也是促进糖尿病以治疗为中心向以健康管理为中心转变的重要指南。《规范》根据居民的健康需求,指导各类健康管理机构开展规范服务,为居民提供综合、连续、全程的糖尿病健康管理服务,提高糖尿病知晓率、患者血糖控制率,减少或延缓糖尿病及其并发症的发生与发展,降低糖尿病导致的残疾和过早死亡的发生率,提高居民健康期望寿命。《规范》的特点是:

1. 突出预防为主　充分借鉴了国内外最新的循证经验,结合我国的实际工作情况,用大量篇幅介绍了糖尿病危险因素的控制,特别是高危人群的危险因素控制,旨在将服务着力点放在预防和延缓糖尿病的发生发展上。

2. 强调分类管理　分别针对一般人群、糖尿病高危人群及糖尿病患者,制定了不同的健康管理工作流程和工作内容。

3. 强调综合管理　将信息收集、筛查评估、生活方式干预、药物治疗等融为一体,同时给出了膳食设计示例、运动干预方案推荐、心理疏导方法等,便于基层医生和民众践行规范。

4. 坚持与时俱进　在最后审定阶段正值全国抗击新冠肺炎疫情时期,编写组根据疫情防控需要,及时补充了疫情期间糖尿病自我健康管理的有关内容。

　　《规范》的编写工作凝聚了来自中华医学会糖尿病学分会、中国疾病预防控制中心、中国体育科学学会体质与健康分会、中国营养学会、上海市疾病预防控制中心、上海交通大学附属第六人民医院等众多机构专家的智慧和汗水,历时一年,经过资料整理、分工撰写、集中研讨、专家论证和基层试行等,最终成稿。

　　在本《规范》出版面世之际,我们衷心感谢国家卫生健康委疾病预防控制局的信任和指导,感谢各单位、学会的支持,感谢各位专家的辛勤付出。我们相信,在健康中国行动的推动与助力下,在政府、社会、个人的共同努力下,糖尿病防治事业必将迎来新希望、新辉煌!

国家基层糖尿病防治管理办公室

中华医学会糖尿病学分会

2020 年 6 月

目　录

附　录　·· **87**

第一章

总　论

一、背景

我国是全球糖尿病患病率增长较快的国家之一,目前糖尿病患者超过 9 700 万,糖尿病前期人群约 1.5 亿。糖尿病诱发的冠心病、脑卒中等疾病及糖尿病足、糖尿病视网膜病变、糖尿病肾病等并发症是我国居民致残、致死的重要原因,给个人、家庭和社会带来沉重的负担,给人民健康和经济社会发展带来严重影响。党和政府高度重视糖尿病防控工作。习近平总书记在全国卫生与健康大会上强调,要以癌症、高血压、糖尿病等为突破口,加强综合防控,强化早期筛查和早期发现,推进疾病治疗向健康管理转变。2019 年 7 月,国务院印发《关于实施健康中国行动的意见》,明确实施糖尿病防治行动,将预防摆在更加突出的位置,从政府、社会、个人 3 个层面协同推进,形成维护健康的强大合力。2019 年 12 月,国家《基本医疗卫生与健康促进法》颁布,国家建立慢性非传染性疾病防控与管理制度,为患者和高危人群提供诊疗、早期干预、随访管理及健康教育等服务。为此,受国家卫生健康委疾病预防控制局委托,国家基层糖尿病防治管理办公室牵头组织相关机构、专家共同制定《中国糖尿病健康管理规范(2020)》(以下简称《规范》)。《规范》集健康教育、筛查评估、随访管理、自我管理支持与信息管理等于一体,针对一般人群、糖尿病高危人群及糖尿病患者开展规范化的糖尿病健康管理,为实施覆盖全人群、全生命周期、全方位的糖尿病健康管理服务提供指导。

二、适用对象

从事糖尿病健康管理服务的相关机构及其医疗卫生工作者。从事糖尿病健康管理服务的相关机构包括社区卫生服务中心等医疗机构、疾病预防控制机构、企业健康管理机构及其他社会组织、机构。管理人群包括一般人群、糖尿病高危人群和2 型糖尿病患者。

三、主要内容

本《规范》旨在制订糖尿病健康管理的内容,明确糖尿病健康管理工作流程,开发针对不同人群的健康管理工具和适宜技术。《规范》共分为六章:第一章为总论,第二章阐述糖尿病流行现状,第三章介绍糖尿病的筛查与风险评估,第四、五、六章分别介绍针对一般人群、糖尿病高危人群、糖尿病患者开展全方位健康管理的方案，包括开展健康教育、膳食指导、运动干预、心理疏导、药物治疗、自我管理支持等。

四、机构管理职责和要求

（一）医院

医院将糖尿病健康管理纳入日常诊疗规范。通过临床诊疗、健康体检、机会性筛查等途径发现糖尿病高风险人群[1]。开展糖尿病及并发症筛查等临床预防工作。规范电子健康档案和临床诊疗信息的建立和管理，与基层医疗卫生机构建立有效的转诊机制。协同基层医疗卫生机构开展糖尿病社区健康管理。开展专科标准化建设和糖尿病规范化诊治，建立糖尿病多学科诊治机制。开展糖尿病防治知识宣传教育。

（二）基层医疗卫生机构

基层医疗卫生机构为居民提供糖尿病健康管理基本公共卫生服务和基本医疗服务。依托家庭医生制度建设，基层医疗卫生机构成立由家庭医生、护士、公共卫生人员等组成的服务团队，依法提供糖尿病健康管理服务，开展健康档案建立，健康检查，糖尿病筛查和评估，糖尿病高危人群、糖尿病前期人群及糖尿病患者管理，社区健康宣传教育和糖尿病信息化管理等工作。与上级医疗机构建立糖尿病转诊制度。鼓励开展糖尿病慢性并发症筛查。不断提高糖尿病健康管理的信息化水平。

（三）专业公共卫生机构

组织指导社区开展糖尿病筛查和高危人群管理、糖尿病患者和糖尿病前期人群的随访管理，开展人群糖尿病防控效果评估。组织开展糖尿病防治服务培训，进行技术指导。建立信息管理平台。

（四）其他健康管理机构和社会组织

其他健康管理机构和社会组织，包括为企事业和个人提供糖尿病相关健康管理服务的各类机构和组织，参照本《规范》开展糖尿病健康管理工作。同时，从事临床医疗服务时应当符合国家卫生健康委医政医管局的有关规定，包括关于人员、场地、设备等的规定；从事公共卫生群体服务的应当配备公共卫生专业人员，有条件的健康管理机构推荐配备药师、健康管理师、营养师、体育运动指导员、心理咨询师、社（义）工等。

（五）信息安全与标准化

各类健康管理机构为愿意接受糖尿病健康管理服务的居民提供服务,糖尿病健康管理信息的采集应当获取知情同意。

糖尿病信息管理系统应当符合国家信息管理的有关要求,做好信息安全管理工作。

所有糖尿病健康管理机构的相关检验检测设备,包括物联网设备,应当符合国家行业主管部门的相关检测标准,并按国家有关规定开展设备维护、定期进行质量控制和评价。

五、管理流程

糖尿病健康管理工作主要流程包括针对目标人群的健康教育、管理人群的知情同意、信息登记与管理、健康风险评估和人群分类健康管理。健康管理机构可根据自身业务开展一般人群、高危人群和 / 或疾病人群的管理。管理流程见图 1-1。

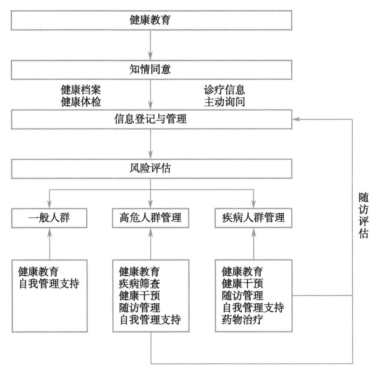

图 1-1　糖尿病健康管理工作流程

第二章

糖尿病流行现状

第一节　糖尿病的流行与疾病负担

《中国居民营养与慢性病状况报告（2015）》显示，我国 18 岁以上人群糖尿病患病率从 2002 年的 4.2% 迅速上升至 2012 年的 9.7%。城市居民糖尿病患病率为 12.3%，农村为 8.4%，城市高于农村[2]。

2016 年发布的《中国慢性病及其危险因素监测报告》显示，我国 18 岁及以上居民的糖尿病患病率为 10.4%，男性高于女性，60 岁以上人群的糖尿病患病率为 19.4%；城市高于农村；糖尿病前期的患病率为 16.6%。与此同时，18 岁以上居民的糖尿病知晓为 38.6%、治疗率为 35.6%、控制率为 33.0%[3]。由此可见，我国糖尿病整体防治状况仍有待进一步改善。

糖尿病并发症累及血管、眼、肾、足等多个器官，致残、致死率高，严重影响患者健康，给个人、家庭和社会带来沉重的负担。根据中国疾病预防控制中心的一项研究报告，近年来由糖尿病导致的疾病负担快速增加。1990—2017 年，因糖尿病早死导致的寿命损失上升了 55%；因糖尿病早死和伤残导致的健康寿命损失从主要致死疾病的第 19 位上升到第 8 位[4]。

第二节　糖尿病流行的重要影响因素

糖尿病的病因，主要有两大因素，一是遗传，即患者有糖尿病家族史；二是环境因素，主要是患者超重或肥胖、身体活动少、代谢异常等。糖尿病的危险因素可以分为不可干预（年龄、家族史或遗传倾向、种族）和可干预（表 2-1）的两类。我们要重点关注可干预的危险因素，因为通过控制这些危险因素，糖尿病及其并发症的发生是可以预防或延缓的[5]，可使糖尿病成为可有效防控的疾病。

表 2-1 糖尿病可干预的危险因素

糖尿病前期（糖耐量异常或合并空腹血糖受损）（最重要的危险因素）

代谢综合征（超重/肥胖、高血压、血脂异常）

不健康饮食、身体活动不足、吸烟

可增加糖尿病发生风险的药物

致肥胖或糖尿病的社会环境

一、城市化、老龄化与糖尿病

随着经济发展，我国的城市化进程明显加快，城镇人口占全国人口比例从 2000 年的 34% 上升到 2016 年的 57%。城市化改变了人们的生活方式，生活节奏明显加快、身体活动显著下降，这些都是促进糖尿病发生的危险因素。此外，糖尿病亦是一个增龄性的疾病，随着我国老龄化程度的不断加剧，糖尿病患病率也快速上升。

二、超重肥胖与糖尿病

超重肥胖会严重影响人的健康、生活质量和期望寿命。肥胖是引起高血压、糖尿病、心脑血管病、肿瘤等慢性非传染性疾病的危险因素和病理基础。肥胖，尤其是中心型肥胖（男性腰围 >90cm，女性腰围 >85cm），是 2 型糖尿病及其心脑血管并发症发生的主要危险因素。近年来，我国超重肥胖人口快速上升。2012 年全国 18 岁及以上成年人超重率为 30.1%、肥胖率为 11.9%，与 2002 年相比分别增长了 32.0% 和 67.6%；6~17 岁儿童青少年超重率为 9.6%、肥胖率为 6.4%，与 2002 年相比分别增加了 1 倍和 2 倍。我国糖尿病患者中超重和肥胖的比例分别为 41% 和 24.3%，即约有 2/3 的糖尿病患者处于超重或肥胖状态，其中中心型肥胖患者占比高达 45.4%。减轻体重可以改善胰岛素抵抗、降低血糖并改善心血管疾病的危险因素。超重和肥胖的 2 型糖尿病患者减重 3%~5%，即能使糖化血红蛋白（HbA1c）、三酰甘油（甘油三酯）及血压水平显著降低，并提高生活质量。减重 5%~7% 直至恢复正常体重获益更大[6-7]。

三、膳食与糖尿病

高盐、高糖、高脂等不健康饮食是引起糖尿病及其他代谢性疾病的危险因素。2012 年的调查显示,我国居民人均每日烹调盐摄入量为 10.5g(世界卫生组织推荐值为 5g),居民家庭人均每日食用油摄入量为 42.1g[《中国居民膳食指南(2016)》(以下简称《膳食指南》)推荐标准为每天 25~30g],居民膳食脂肪提供能量比例达到 32.9%(《膳食指南》推荐值上限为 30%)。目前我国人均每日添加糖(主要为蔗糖,即白糖、红糖等)的摄入量约为 30g,其中儿童和青少年的摄入量问题值得高度关注。合理膳食是所有类型糖尿病治疗的基础,也是糖尿病自然病程中任何阶段预防和控制不可或缺的措施。合理膳食有利于控制血糖,有助于维持理想体重并预防营养不良的发生,是糖尿病及其并发症的预防和治疗的重要内容。糖尿病患者的饮食要遵循平衡膳食的原则,在控制总能量的前提下调整饮食结构,满足机体对各种营养素的需求,并达到平稳控糖、减少血糖波动、预防糖尿病并发症的目的。

四、身体活动与糖尿病

国家体育总局 2014 年全民健身活动状况调查结果显示:我国城乡居民经常参加体育锻炼的比例为 33.9%,其中 20~69 岁居民经常锻炼率仅为 14.7%,成年人经常锻炼率处于较低水平,缺乏身体活动是多种慢性病发生的重要原因。运动锻炼对预防糖尿病至关重要,同时在 2 型糖尿病患者的综合管理中也占有重要地位。规律运动有助于控制血糖、减少心血管危险因素、减轻体重、提升幸福感。流行病学研究结果显示:规律运动 8 周以上可使 2 型糖尿病患者的 HbA1c 降低 0.66%,坚持规律运动 12~14 年的糖尿病患者病死率显著降低[8]。

五、戒烟与糖尿病

吸烟有害健康。我国现有吸烟者逾 3 亿,迫切需要对烟草危害加以控制。每年因吸烟相关疾病所致的死亡人数超过 100 万,因二手烟暴露导致的死亡人数超过 10 万。吸烟与肿瘤、糖尿病、糖尿病大血管病变、糖尿病微血管病变、过早死亡的风险增加有关。研究表明 2 型糖尿病患者戒烟有助于改善代谢指标、降低血压和白蛋白尿。应劝告每一位吸烟的糖尿病患者停止吸烟或停用烟草类制品,减少被动吸烟,对患者吸烟状况和尼古丁依赖程度进行评估,提供咨询、戒烟热线、必要时加用药物等帮助患者戒烟。

六、精神心理因素与糖尿病

糖尿病的发生和发展与精神心理因素有一定的关联,特别是与个人的心理特征、情绪状态、生活事件或应激等密切相关。如工作学习长期过度紧张,人际关系不协调,生活中的突发不幸事件等社会、心理上的不良刺激等,都会造成不同程度的情绪障碍,使人出现愤怒、焦虑、紧张、抑郁等不良状态,引起血糖升高,诱发或加重糖尿病。当前,我国患有常见精神障碍和心理行为问题的人数逐年增多。我国抑郁症患病率达到2.1%,焦虑障碍患病率高达4.98%。同时,公众对常见精神障碍和心理行为问题的认知率仍比较低,更缺乏防治知识和主动就医意识,部分患者及家属仍有病耻感。

精神心理因素可能通过行为机制增加糖尿病的发病风险与控制难度,处于抑郁、焦虑、压力等不良社会心理状态可引发一系列不利于身体健康的生活方式行为习惯,包括吸烟、饮酒、肥胖、缺乏运动等,这些均是糖尿病发病的已知危险因素。因此,防治糖尿病也必须重视纠正和消除来自社会、环境的不良刺激,积极关注精神心理因素对代谢的影响,通过适当的药物治疗、心理咨询、认知治疗、教育护理、社会支持等使不正常的心理状态恢复正常。

第三章

管理人群分类与风险评估

第一节　糖尿病健康管理人群分类

对收集到的糖尿病健康风险评估信息进行综合分析,对其健康进行评估,可将人群分为一般人群、糖尿病高危人群及糖尿病患者,针对不同的对象按要求实施分类管理。

一、一般人群

本《规范》所指的一般人群指身体状况良好,同时不属于糖尿病高危人群和糖尿病患者的人群。

二、高危人群

(一)成年人中糖尿病高危人群的定义[8]

在成年人(≥18岁)中,具有以下任何一个及以上的糖尿病危险因素者,即可视为2型糖尿病高危人群:

1. 年龄≥40岁。

2. 有糖尿病前期[有糖耐量减低(IGT)或IFG或两者同时存在]史。

3. 超重[体重指数(BMI)≥24kg/m²]或肥胖(BMI≥28kg/m²)[1]和/或中心性肥胖(男性腰围≥90cm,女性腰围≥85cm)。

4. 久坐生活方式或久坐少动。

5. 一级亲属中有2型糖尿病家族史。

6. 有妊娠期糖尿病病史的妇女。

7. 高血压[收缩压≥140mmHg(1mmHg=0.133kPa)和/或舒张压≥90mmHg],或正在接受降压治疗。

8. 血脂异常[高密度脂蛋白(HDL-C)≤0.91mmol/L和/或三酰甘油(TG)≥2.22mmol/L]或正在接受调脂治疗。

9. 动脉粥样硬化性心脑血管疾病(ASCVD)患者。

10. 有一过性类固醇糖尿病病史者。

11. 多囊卵巢综合征（PCOS）患者或伴有胰岛素抵抗相关的临床状态（如黑棘皮症等）。

12. 长期接受抗精神病药物和 / 或抗抑郁症药物治疗和他汀类药物治疗的患者。

（二）儿童和青少年中糖尿病高危人群的定义[8]

在儿童和青少年（<18 岁）中，超重（BMI> 相应年龄值、性别的第 85 百分位数）或肥胖（BMI> 相应年龄、性别的第 95 百分位数）且合并下列任何一个危险因素者：

1. 一级或二级亲属中有 2 型糖尿病家族史。

2. 存在与胰岛素抵抗相关的临床状态（如黑棘皮症、高血压、血脂异常、PCOS、出生体重小于胎龄者）。

3. 母亲怀孕时有糖尿病史或被诊断为妊娠糖尿病。

（三）糖尿病前期人群

糖尿病前期是糖尿病最重要的高危人群。

IFG 和 IGT 是正常血糖状态与糖尿病之间的一种中间代谢状态，根据世界卫生组织（WHO）1999 年糖代谢分类标准，IFG 和 IGT 统称为糖调节受损（IGR，即糖尿病前期），高血糖状态分类见表 3-1。

表 3-1　高血糖状态分类（WHO，1999）

高血糖状态分类	静脉血浆葡萄糖水平 /mmol·L^{-1}	
	空腹血糖	OGTT2h 血糖
空腹血糖受损	6.1~<7.0	<7.8
糖耐量减低	<7.0	7.8~<11.1
糖尿病	≥7.0	≥11.1

注：空腹血糖受损和糖耐量减低统称为糖调节受损，也称糖尿病前期；OGTT= 口服葡萄糖耐量试验。

三、糖尿病患者

（一）诊断标准

目前我国糖尿病的诊断采用 WHO 1999 年标准以静脉血浆血糖为依据，毛细血管血糖值仅作为参考。空腹血浆葡萄糖（FPG）或 75g 口服葡萄糖耐量试验

（OGTT）后的 2h 血浆葡萄糖（2h PG）值可单独用于流行病学调查或人群筛查。理想的调查是同时检查 FPG 及 OGTT 后 2h PG（表 3-2）。

表 3-2　糖尿病的诊断标准

糖尿病的诊断标准（符合以下一项）
（1）具有典型糖尿病症状（烦渴多饮、多尿、多食、不明原因的体重下降）且随机静脉血浆葡萄糖≥11.1mmol/L。
（2）空腹静脉血浆葡萄糖≥7.0mmol/L[a]。
（3）口服葡萄糖耐量试验（OGTT）2h 血浆葡萄糖≥11.1mmol/L[a]。

注：①空腹状态指至少 8h 没有进食热量；随机血糖指不考虑上次用餐时间，一天中任意时间的血糖，不能用来诊断空腹血糖异常或糖耐量异常。②[a] 无典型糖尿病症状，需改日复查空腹静脉血浆葡萄糖或葡萄糖负荷后 2h 血浆葡萄糖以确认。③急性感染、创伤或其他应激情况下可出现暂时性血糖增高，若没有明确的高血糖病史，须在应激消除后复查，重新评定糖代谢状态。

（二）分型

我国目前采用 WHO 的 1999 年糖尿病病因学分型体系，根据病因学证据将糖尿病分为 4 大类，即 1 型糖尿病、2 型糖尿病、特殊类型糖尿病和妊娠期糖尿病。其中 2 型糖尿病是临床最常见的类型。

1 型糖尿病的病因和发病机制尚不清楚，其显著的病理学和病理生理学特征是胰岛 β 细胞数量显著减少和消失所导致的胰岛素分泌显著下降或缺失。2 型糖尿病的病因和发病机制目前亦不明确，其显著的病理生理学特征为胰岛素调控葡萄糖代谢能力的下降（胰岛素抵抗）伴随胰岛 β 细胞功能缺陷所导致的胰岛素分泌减少（或相对减少）。妊娠期糖尿病包括妊娠糖尿病（GDM）、妊娠期显性糖尿病及孕前糖尿病（PGDM）。其中 GDM 是指妊娠期间发生的不同程度的糖代谢异常，但血糖未达到显性糖尿病的水平。特殊类型糖尿病是病因学相对明确的糖尿病。随着对糖尿病发病机制研究的深入，特殊类型糖尿病的种类会逐渐增加。

第二节　风　险　评　估

糖尿病健康风险评估是指在收集个人或群体相关健康资料的基础上，利用各种评估工具对糖尿病健康相关信息进行分析和分类，建立生活方式、环境、遗传等危险因素与糖尿病健康状态之间的量化关系,预测个人在一定时间内发生糖尿病或因为糖尿病死亡的可能性,最终形成对当前健康状态、健康可能的发展趋势、未来可能出现的结果等多方面的判断,据此可以按人群的需求提供有针对性的控制与干预措施。健康风险评估应包括初次筛查评估与年度评估。

一、信息收集

个体健康信息的收集是进行糖尿病健康风险评估和制订个体化干预计划的基础。需要收集的信息包括一般信息、家族史、健康信息、吸烟与饮酒情况、饮食情况、身体活动情况、医学体检结果等,信息可录入糖尿病健康管理信息登记表(附录 3-1)。

1. 一般信息 出生日期、性别、民族、文化程度、婚姻状况、职业等一般人口社会学特征。

2. 家族史 父亲、母亲、子女、兄弟姐妹是否患有肥胖、糖尿病等。

3. 健康信息 疾病既往史、生育史、健康状况自评及健康指标自我监测频率。

4. 吸烟与饮酒情况 饮酒史、吸烟史及吸烟所致健康危害知识知晓情况。

5. 饮食情况 油、盐、蔬菜水果、膳食总热量的摄入情况,有无控油措施,有无限盐措施等。

6. 身体活动情况 日常身体活动形式、强度(或费力程度)、频度和持续时间,包括职业活动、业余锻炼、交通活动、家务活动、业余时间的久坐少动或久坐行为等。

7. 医学体检结果 身高、体重、腰围、血压、空腹血糖、HbA1c、总胆固醇、三酰甘油、OGTT 2h 血糖等。

二、信息的主要来源

糖尿病健康风险评估信息的获取途径多种多样,包括日常诊疗、健康自助检测、家庭医生入户调查、重点人群主动筛查、居民自评、健康体检等。

三、糖尿病健康风险的评价工具

可采用中国糖尿病风险评分表(表 3-3),对 20~74 岁普通人群进行糖尿病风险评估。该评分表的制定源自 2007—2008 年全国 14 省份的糖尿病流行病学调查数据,评分的范围为 0~51 分,总分≥25 分应进行 OGTT,确定是否患糖尿病[7]。

表 3-3　糖尿病风险评分表

评分指标	分值 / 分
年龄 / 岁	
20~24	0
25~34	4
35~39	8
40~44	11
45~49	12
50~54	13
55~59	15
60~64	16
65~74	18
体重指数 /kg·m^{-2}	
<22.0	0
22.0~23.9	1
24.0~29.9	3
≥30.0	5
腰围 /cm	
男性 <75,女性 <70	0
男性 75~79.9,女性 70~74.9	3
男性 80~84.9,女性 75~79.9	5
男性 85~89.9,女性 80~84.9	7
男性 90~94.9,女性 85~89.9	8
男性≥95,女性≥90	10
收缩压 /mmHg	
<110	0
110~119	1
120~129	3
130~139	6
140~149	7
150~159	8
≥160	10

续表

评分指标	分值 / 分
糖尿病家族史（父母、同胞、子女）	
无	0
有	6
性别	
女性	0
男性	2

注：1mmHg=0.133kPa。

第四章

一般人群健康管理

第一节 一般人群的健康管理流程

一般人群健康管理流程如图 4-1 所示。

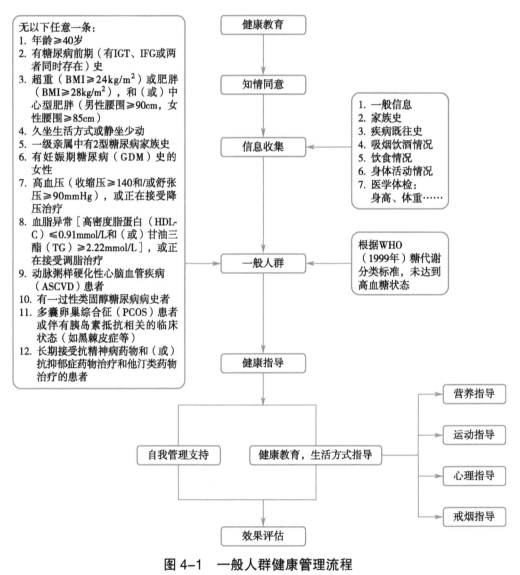

图 4-1 一般人群健康管理流程

注：1mmHg=0.133kPa。

第二节 营养指导

一、膳食原则

对于血糖正常、无高危因素的一般人群建议：

食物多样，谷类为主。

吃动平衡，健康体重。

多吃蔬果，丰富奶豆。

适量吃鱼，禽蛋瘦肉。

少盐少油，控糖忌酒。

勤俭节约，饮食卫生。

以平衡膳食原则安排每日餐食。平衡膳食指吃的食物种类和食用量之间的比例适宜，能够最大程度地满足营养需求，使身体保持健康的状态。

二、指导方法

1. 食物多样，营养均衡。选择小份食物，选用小份菜肴增加食物种类。平均每天不重复地摄入食物种类数在 12 种以上，每周在 25 种以上，具体见表 4-1。

表 4-1 建议摄入的主要食物品类数 / 种

食物类别	平均每天种类数	每周种类数
谷类、薯类、杂豆类	3	5
蔬菜、水果类	4	10
畜、禽、鱼、蛋类	3	5
奶、大豆、坚果类	2	5

对于每天能量摄入在 1 600~2 400kcal（1kcal=4.184kJ）的 18 岁及以上成年人，主要类别食物每日摄入量范围如下：谷薯类食物 200~300g，其中全谷物和杂豆类 50~150g，薯类 50~100g；蔬菜 300~500g；水果 200~350g；水产 40~75g；畜禽肉 40~75g；蛋类 40~50g；奶制品 300g。另外每周摄入大豆 105~175g，坚果 50~70g。

2. 维持适宜体重,合理控制每日总能量摄入。

3. 控制添加糖的摄入,不喝或少喝含糖饮料。

4. 口味清淡。减少食用腌、熏制食品。每日盐摄入量不超过 5g。

5. 科学选择预包装食品。注意食品营养标签,合理选择预包装食品,了解营养成分表中标示的能量、蛋白质、脂肪、碳水化合物和钠的含量。关注含有"低盐、减盐、低脂、减脂、低糖、减糖"等营养标签的食物。

一般人群食谱推荐见附录 4-1。

第三节　运动指导

一、体质测定

体质测定是指通过体质测量来评估体质水平。体质测定结果将显示体质的总体状况和各体质成分的水平,是制订运动健身计划的重要依据。针对体质的薄弱环节,确定运动健身目标和优先进行的锻炼内容,根据体质水平确定起始运动强度。例如,心肺耐力差者,要着重进行有氧运动,以提高心肺功能。

体质测定内容主要包括:

1. 心肺耐力　有条件时进行最大强度心肺耐力测试,多数情况下采用亚极量测试,如功率车二级负荷测试、台阶测试、6 分钟走等。老年人可选用 2 分钟原地高抬腿测试。

2. 身体成分　可采用生物电阻抗、双能 X 线等方法测量身体脂肪、肌肉、骨骼及内脏的重量,用体脂百分比评价人体的肥胖度;通过身高、体重的测量结果计算 BMI[BMI(kg/m²)＝体重(kg)/ 身高(m)²],进而评价人体的肥胖度;腰围、臀围、腰 / 臀比等指标评价中心性肥胖状况。

3. 肌肉力量和耐力　如握力、背力、俯卧撑和仰卧起坐。老年人可选用 30 秒坐站测试。

4. 柔韧性　如坐位体前屈、摸背试验。

体质测定的内容还包括平衡、反应时测试等。参考《国民体质测定标准》。

二、指导方法

（一）运动方案制订

1. 一次锻炼的基本组成　一次运动锻炼的基本组成包括准备活动（也叫热身）、运动内容、整理放松和拉伸运动四个部分，详见表4-2。

表4-2　一次运动锻炼的基本组成

组成	内容
热身	至少5~10分钟低到中等强度的心肺和肌肉耐力活动
运动内容	至少20~60分钟有氧运动、抗阻运动、柔韧性练习、平衡协调练习
整理活动	至少5~10分钟低到中等强度的心肺和肌肉耐力活动
拉伸	在整理活动之后进行5~10分钟的拉伸活动

2. 运动方式　运动锻炼方案的内容应当包括多种运动方式，才能使身体得到全面发展。有氧运动、抗阻运动（力量练习）、柔韧性练习、平衡协调练习是最基本的运动方式。

（1）有氧运动：也叫心肺耐力运动，以有氧代谢为主要供能途径，指全身大肌肉群参与的、有节律的、持续一段时间的运动。例如，快走、游泳、骑自行车、广场舞、太极拳（剑）、广播操、乒乓球等球类活动等。

（2）抗阻运动：又称肌肉强化运动，能够保持或增强肌肉力量和耐力，以及肌肉体积的活动，同时多数抗阻运动也是增强骨骼强度的有效方式。运动时肌肉对抗一定阻力或承受一定负荷的重量，肌肉的做功要大于日常生活时的做功，即超负荷。由于每种动作或训练只增强参与运动的肌肉，因此，要通过多种动作或训练来使身体各部位的肌肉平衡发展。抗阻运动一般不规定运动多少时间，但强调运动到再也不能完整正确地完成一次动作为止。例如举重、提重物、弹力带练习、健美操、俯卧撑、平板支撑、器械练习等。

（3）柔韧性练习：伸展、牵伸等练习能够增大关节活动的范围，如压腿、运动健身器械上的牵拉等。

（4）平衡、协调练习：也是神经肌肉控制练习的主要内容，对老年人尤为重要。例如，闭眼单脚站、太极拳、瑜伽、气功、舞蹈、球类等运动方式。可以与有氧运动结合,每周 2~3 次,每天 20~30 分钟。

3. 运动强度和运动量 身体活动要达到一定运动量才会产生健康效应,中等及以上强度运动的效果更显著。快步走、休闲式游泳、骑自行车(速度低于每小时16km)、羽毛球(双打)、瑜伽、跳舞等属于中等强度活动,跑步、游泳、羽毛球(单打)、骑自行车(速度超过每小时 16km)、跳绳、爬山、高强度间歇训练、健美操等属于较大强度活动。

(1)每周需要 150~300 分钟的中等强度身体活动,或者 75~150 分钟的较大强度运动,每周需要有 2 天进行肌肉强化锻炼(例如举重、弹力带、俯卧撑、蹲马步等),以保持健康。

(2)增加运动量,每周进行超过 300 分钟的中等强度身体活动,可以获得更多的健康益处。

(3)可用自身感觉来简单判断运动强度:与不运动状态相比,呼吸、心率微微加快,微微气喘,但能讲话而不能唱歌,基本达到中等强度;呼吸、心跳明显加快,上气不接下气,不能连贯讲话,表明达到较大强度了。

4. 一般健康成年人运动方案推荐,详见附录 4-2。

(二)运动监控与注意事项

1. 运动监控 为使运动安全有效,要及时观察身体对运动负荷的反应,运动监控可以采用监测心率、血压、心电图、运动中的费力程度等方法。在日常运动干预中,可以通过运动后睡眠良好、第二日晨起的脉搏基本恢复到平日水平,无明显疲劳感觉、情绪正常或者更好等自我感觉来判定运动强度适宜。

2. 注意事项

(1)循序渐进:目前没有规律运动的健康人,以小到中等强度运动开始,每次运动时间 5~10 分钟,循序渐进,逐步过渡到中等到较大强度,每次运动时间 30~60 分钟。但运动强度和运动量不是越大越好。

(2)避免肌肉骨骼损伤:运动前热身、运动后整理放松和拉伸活动,以及遵循循序渐进、因人而异的原则,都是有效降低肌肉骨骼损伤的重要措施。原有骨关节疾病患者,需要评估足、关节及肌肉的功能,选择合适的运动方式,避免骨关节疾病的诱发或加重。

3. 运动终止指征 如果出现下列情况,需要立即终止运动,寻求专业人士或医生的帮助：

（1）在胸部、颈部、肩部或手臂出现剧烈疼痛、紧缩感或压迫感。

（2）面色苍白、大汗、感到头晕、恶心或无力。

（3）肌肉痉挛，在关节、足踝及下肢感到急性疼痛。

（4）严重疲劳、严重下肢痛或间歇跛行。

（5）严重呼吸困难，出现发绀或苍白。

（6）运动测试中，随着负荷增加，出现收缩压≥250mmHg和/或舒张压≥115mmHg或收缩压下降>10mmHg。

4. 运动后调整与恢复　运动后采用科学方法加速机体的恢复十分重要。恢复整理内容包括：积极性活动手段（如舒缓的身体活动等）、营养性手段、中医药手段、物理手段、睡眠等。

第四节　心理指导

一、个体评估

状态焦虑指短暂、不愉快的情绪体验，如紧张、恐惧、忧虑及神经质，伴有自主神经功能亢进。特质焦虑指相对稳定的，作为一种人格特质且有个体差异的焦虑倾向。此两种焦虑特征均对血压等心身指标产生影响，可以用《状态-特质焦虑问卷（STAI）》（附录4-3）进行个体自我评估。如果自评有问题则需向专业的心理医生咨询。

二、指导方法

1. 舒缓压力常态化　通过合理调整工作生活节奏，或反复练习冥想、深呼吸放松减压训练等，减缓压力、舒缓紧张心情，并使减压活动逐渐成为日常生活的一部分。

倡导公众树立"5125"健康生活理念，谐音"我要爱我"，即每天给自己留5分钟思想放空（发呆）时间、每天运动1小时、掌握1项运动技巧、加入1个运动社群等,每天摄入12种以上食物,每周摄入25种以上食物。脑电生理研究提示,个体在发呆时,脑电波维持在8~14Hz,个体处于清醒而放松状态,对生活节奏较快的现代人是一种良好的调剂。

2. 积极应对习惯化　除了形成日常的减压习惯之外,牢记自己才是自身健康的第一责任人,对各种应激和压力采取积极应对的态度,形成合理应对的行为习惯。例如,对生活压力或目标设置合理分解,生活和工作节奏安排应有张有弛,积极主动地应对应激等不良刺激和压力情境。合理安排好日常作息、根据个人情况安排午睡和晚间睡眠、保持生活节奏对睡眠和情绪的稳定都大有裨益。

3. 培养乐观情绪

（1）增加愉快生活体验:多回忆正面的、愉快的生活经验,有助于克服不良情绪状态。

（2）培养幽默感:幽默感有助于适应社会,面对压力和应激。

（3）学会从不同角度观察和思考:很多表面上看是引人生气或悲伤的事件,如果换个角度看,塞翁失马焉知非福,发现和挖掘生活中积极正面的意义,全面提升心身健康。

第五章

糖尿病高危人群健康管理

第一节　糖尿病高危人群管理流程

糖尿病高危人群管理流程如图 5-1 所示。

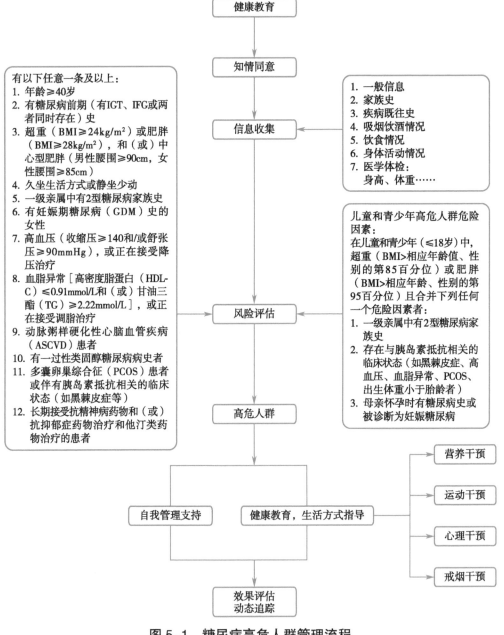

图 5-1　糖尿病高危人群管理流程

第二节　健 康 教 育

健康教育可以帮助高危人群正确了解该病的发生发展规律,充分认识自我保健在预防糖尿病中的重要性,努力掌握自我锻炼、优化生活方式的实际技能,由被动的依从型转变为主动的参与型。

从事糖尿病健康管理的机构应宣传糖尿病健康管理的重要意义和基本内容,培养居民糖尿病健康管理的理念和意识,充分调动居民参与健康管理的积极性,主动接受健康指导和服务。糖尿病健康管理机构传播的糖尿病防治信息应当优先从国家级政府主办的机构和学会、协会等主渠道获得,糖尿病防治知识应当符合糖尿病防治指南和相关工作规范。

第三节　信息收集与登记

健康管理机构按照糖尿病高危人群定义开展高危人群筛选,对筛选出的糖尿病高危人群进行登记造册(登记表参见附录5-1),对登记在册的高危人群开展健康教育、健康干预、疾病筛查等服务,根据其高危因素,进行有针对性的指导。

第四节　糖尿病筛查

针对人群的危险因素,应用规范的筛查方法,定期提供糖尿病筛查服务,监测服务对象的相关检查指标。

(一)糖尿病筛查的目的和意义

糖尿病多数起病隐匿,症状相对较轻,半数以上无任何症状。有相当部分患者在诊断为糖尿病时已伴有微血管疾病。糖尿病筛查有助于早期发现糖尿病,早期治疗,提高糖尿病的治疗率和控制率,降低糖尿病的致残率和早死率,提高糖尿病卫生服务的可及性和公平性。

（二）糖尿病筛查的目标人群[8]

对于成年人的糖尿病高危人群,不论年龄大小,宜及早开始进行糖尿病筛查,对于除年龄外无其他糖尿病危险因素的人群,宜在年龄≥40岁时开始筛查。

对于儿童和青少年的糖尿病高危人群,宜从10岁开始筛查,但青春期提前的个体则推荐从青春期开始。

（三）推荐筛查方法和流程

空腹血糖检查是简单易行的糖尿病筛查方法,宜作为常规的筛查方法,但有漏诊的可能性。暂不推荐将HbA1c检测作为常规的筛查方法。在具备实验室条件的医疗机构中,糖尿病筛查可以采用空腹血糖检测或《糖尿病风险评分表》(表3-3)对糖尿病高危对象进行初筛;对空腹血糖≥5.6mmol/L且<7.0mmol/L或糖尿病风险评分总分≥25分的对象,应尽可能进行OGTT。筛查结果记录于《糖尿病高危人群筛查结果记录表》(附录5-2)。

尿糖是发现糖尿病的线索之一。在一些医疗资源缺乏并且又无其他替代方法的基层医疗卫生机构,可作为筛查的手段[7]。

（四）筛查频率

对糖尿病高危人群进行有针对性的健康教育,建议其每年至少测量1次空腹血糖,并接受医务人员的健康指导。经筛查被诊断为糖尿病前期的对象,建议每6个月检测1次空腹或餐后2小时血糖,每年进行糖尿病诊断试验。

（五）筛查的注意事项

筛查对象进行空腹血糖检测前必须至少8小时没有热量摄入,充分休息,筛查过程中有任何不适及时和筛查现场诊疗医生沟通。

OGTT注意事项:

1. 晨7:00—9:00时开始,受试者空腹(8~10小时)口服溶于300ml水内的无水葡萄糖粉75g,如用1分子水葡萄糖则为82.5g。儿童则予每千克体重1.75g,总量不超过75g。糖水在5分钟之内服完。

2. 从服糖第1口开始计时,于服糖前和服糖后2小时分别在前臂采血测血糖。

3. 试验过程中,受试者不喝茶及咖啡,不吸烟,不做剧烈运动,但也无须绝对卧床。

4. 血标本应尽早送检。

5. 试验前 3 天内,每日碳水化合物摄入量不少于 150g。

6. 试验前停用可能影响 OGTT 的药物(如避孕药、利尿剂、苯妥英钠等)3~7 天。

第五节　营 养 干 预

一、目标

1. 控制血糖、血脂、血压。

2. 合理饮食,控制体重。超重或肥胖者 BMI 可控制在接近或低于 $24kg/m^2$,并使体重长期维持在健康水平。

二、原则

1. 合理控制总能量的摄入,达到或维持健康体重。

2. 推荐低脂、低饱和脂肪、低或无反式脂肪酸、富含膳食纤维的食物。

3. 限盐,不建议饮酒。

三、个体评估

全面收集人群相关信息,综合评估其膳食干预需求程度。具体需要收集的信息包括:

1. 个人情况　姓名、性别、年龄、文化程度、民族、婚姻状况、职业等。

2. 糖尿病家族史。

3. 饮食与饮酒情况　饮食是否油腻、偏咸、偏辣,饮食相关健康知识知晓情况,有无控油和控盐意愿,各种食物消费情况等,是否饮酒、饮酒类型、饮酒频次、平均每次饮酒量、是否有戒酒意愿等。

4. 体检结果　身高、体重、腰围、BMI、血压、血糖、血脂等。

通过对上述信息综合评估,可以获得前期个体较为完整的膳食相关信息,并判断其膳食是否合理,为进一步制订膳食干预提供基础。

四、干预实施

1. 控制总能量的摄入,达到或维持健康体重

(1)每日能量摄入量标准:参考《中国居民膳食营养素参考摄入量(2013 版)》[10]推荐的中国居民膳食能量需要量表(表 5-1)。超重或肥胖者可在原能量摄入基础上减少 300~500kcal(或减少 30% 能量摄入)。

表 5-1　中国居民膳食能量需要量 /kcal·d^{-1}

年龄 / 岁	身体活动水平(轻)		身体活动水平(中)		身体活动水平(重)	
	男	女	男	女	男	女
18	2 250	1 800	2 600	2 100	3 000	2 400
50	2 100	1 750	2 450	2 050	2 800	2 350
65	2 050	1 700	2 350	1 950		
80	1 900	1 500	2 200	1 750		

(2)健康体重判断标准

1)体重指数:我国健康成年人正常 BMI 范围为 18.5~23.9kg/m^2,BMI 在 24~27.9kg/m^{2}为超重,≥28kg/m^2 为肥胖,<18.5kg/m^2 为消瘦。

2)腰围:是衡量脂肪在腹部蓄积程度的最简单、实用的指标。中国成年人中心性肥胖前期腰围值为:男性大≥85cm 且 <90cm,女性≥80cm 且 <85cm;中心性肥胖腰围值为:男性≥90cm,女性≥85cm。

(3)维持能量平衡,保持健康体重。成年人的健康体重取决于能量摄入和消耗的平衡。若摄入量大于消耗量,多余的能量会在体内以脂肪的形式积存下来,增加体重,久而久之会使人发胖;相反,若摄入量小于消耗量,则可以引起体重减低,久之会造成体重过低和消瘦。对于超重或肥胖者,建议减少能量摄入,适度减轻体重。

2. 合理选择食物　减少摄入膳食脂肪,脂肪供能比控制在 30% 以下。推荐低

脂、低饱和脂肪、低或无反式脂肪酸食物。对于高脂血症患者,建议减少胆固醇及饱和脂肪的摄入,少吃或不吃动物内脏。多吃新鲜蔬菜、水果,日均摄入新鲜蔬菜不少于 400g,水果 100~200g。适量增加鱼类、禽类、瘦肉等富含优质蛋白食物的摄入。推荐富含膳食纤维的食物。增加奶制品、豆制品、绿色蔬菜、海带等含钙丰富食物的摄入。低血糖指数(GI)和低血糖负荷(GL)(概念参见第六章第五节)饮食有助于降低 2 型糖尿病前期人群的血糖和 HbA1c。

3. 控制添加糖摄入　控制添加糖的摄入,每日添加糖(食品生产制备过程中被添加到食品中的糖和糖浆,包括白砂糖、绵白糖、红糖、玉米糖浆等)摄入控制在 25g 以下。对于糖调节异常患者,建议严格限制单糖、双糖类碳水化合物的摄入,适当限制精加工主食类食物,增加富含膳食纤维的粗杂粮和谷薯类食物的摄入比例。

4. 限制钠盐的摄入　每人每天食用盐的总量不超过 5g。

5. 不建议饮酒。

6. 具体实施

(1)摄入总量要合理:根据个体的 BMI、腰围,判断其体型,制定减重目标。对于需要减少的能量,宜采用增加身体活动量和控制饮食相结合的方法,其中 50% 应该通过增加身体活动来消耗能量,另外 50% 可由减少膳食总能量的摄入量来实现。

例:一名 45 岁的女性,腰围 90cm,身高 1.55m,体重 60kg,目前能量摄入量大约是 1 800kcal,BMI=25kg/m^2,需要减重 3kg,并计划一个半月达到目标。根据要求,每周需要减重 0.5kg,每周需要减少能量 3 850kcal(考虑到身体的脂肪组织含水等问题,1g 脂肪产能按照 7.7kcal 折算),即每天需要减少能量 550kcal,如果一半由减少膳食摄入完成,每天需要减少 275kcal。根据该女性目前的能量摄入量和需要减少的能量摄入,在不考虑身体活动水平变化的情况下,确定能量摄入量为 1 500~1 600kcal。

(2)主食粗细巧搭配:主食应增加全谷物和杂豆类食物,注意富含膳食纤维食物的摄入。烹调主食时,大米可与全谷物稻米(糙米)、杂粮(燕麦、小米、荞麦、玉米等)及杂豆(红小豆、绿豆、芸豆、花豆等)搭配食用。

(3)脂肪蛋白精计算:脂类的推荐摄入量主要是指脂肪的摄入量和种类,膳食脂肪推荐量占膳食总能量的 20%~30%,其中饱和脂肪酸供能占膳食总供能百分比应 <10%。根据能量摄入量,并将全天食物所提供的能量按照餐次分配,一般按照早、中、晚餐能量比为 2∶4∶4 或 3∶4∶3 的比例分配。不同食物的脂肪含量和脂肪酸组成存在一定差异,详见附录 5-3~ 附录 5-8(参考《中国食物成分表》[12-13])。蛋白质摄入量宜占膳食总能量的 15%~20%。

（4）合适工具来帮忙:油和盐的总摄入量较少,可以用控油壶、控盐勺或限盐罐帮助实现。根据家庭用餐人口数,控制油盐总量。注意要扣除家庭成员不在家用餐的油盐食用量。日常生活中常见食物的含盐量(参考《中国食物成分表》[11-12]),详见附录 5-9。

（5）饮食技巧需掌握

1）选择健康食谱。

2）选择无糖的健康饮料:严格限制含糖饮料。大多数含糖饮料都是高能量、低营养价值的。高能量的含糖饮料包括常见的软饮料、功能饮料及甜咖啡饮料。过量饮用这些饮料会导致体重增加。

3）学会估算食物份量。

4）养成合理饮食的习惯和烹调的技巧。少加盐和味精;宜蒸、煮、炒,不宜煎、炸;增加蔬菜的摄入;尝试低脂肪的替代品;减少油脂;选用全谷物。

第六节　运动干预

一、目标

1. 控制血糖、血脂、血压。

2. 增加能量消耗,减轻体重(减少多余脂肪)。使超重或肥胖者 BMI 达到或接近 $24kg/m^2$,或体重至少下降 7%,并使体重长期维持在健康水平。

3. 提高心肺耐力。

二、原则

1. 安全性原则　运动干预要严格掌握禁忌证,以确保运动安全。禁忌证包括:严重心脑血管疾病(不稳定性心绞痛、严重心律失常、一过性脑缺血发作)、合并急性感染、严重肾病、出血性疾病、发热等情况。

2. 有效性原则　除了有禁忌证外,所有的糖尿病高危人群都应进行规律的运动,包括有氧运动、抗阻运动、柔韧练习及平衡练习。

3. 动则有益、贵在坚持、多动更好、适度量力。糖尿病高危人群可以从每周150~300分钟中等强度的有氧运动中获益良多,但是若一时达不到这个运动量也可以从少量的运动中获益。根据每个人的身体活动水平、体质状态坚持规律运动,可以更全面地获得健康益处。

三、个体评估

制订运动方案的依据主要来自个人的一般信息(包括身体活动水平)、医学检测结果、运动风险评估、体质健康测定结果,兼顾运动条件和运动目的,以及可能长期坚持规律运动的因素。

1. 身体检查　除糖尿病相关检查外,应重点检查呼吸系统、循环系统(心脏、血管)及骨骼肌肉系统。根据个人的身体活动水平、医学检测结果及拟采用的运动强度评价运动风险。

2. 体质测定

(1)心肺耐力:可采用二级负荷功率自行车测试、台阶实验、2分钟原地高抬腿测试、6分钟步行试验等方法测量和评估心肺耐力,根据年龄和条件选择具体的测试方法。

(2)身体成分:可采用BMI或体脂百分比评价人体的肥胖度,采用腰围、臀围、腰臀比等指标评价中心性肥胖状况。

(3)肌肉力量与肌肉耐力:以握力和下肢肌力分别代表上肢、下肢的肌肉力量。采用俯卧撑(男)或跪/立俯卧撑(女)、屈膝仰卧起坐完成次数来测量和评价上肢、胸部、腰背及腹部的肌肉耐力。

(4)柔韧性:柔韧性代表身体某一关节的最大活动范围。坐位体前屈是常用指标,能够反映受测者脊柱、肩、大腿后侧与下背肌肉、肌腱或韧带等组织的柔韧性或伸展度。

体质测定内容还包括平衡能力、反应时测试等。可参考《国民体质测定标准》。

3. 身体活动水平评估　目前的身体活动水平是确定运动锻炼方案的基础。了解目前从事的运动健身方式、喜欢和掌握的运动项目,可以为运动健身方案做参考。

身体活动水平分类与一个人在给定水平获得的健康受益多少有关。

（1）非活跃状态:在日常生活的基本活动之外没有进行任何中等或较大强度的身体活动。

（2）身体活动不足:进行一些中等强度或较大强度的身体活动,但是每周达不到 150 分钟的中等强度身体活动或 75 分钟的较大强度活动或中等强度和较大强度活动相结合的等效的身体活动（2 分钟中等强度活动约等于 1 分钟较大强度活动）。该身体活动水平低于满足成年人身体活动指南的推荐范围。

（3）身体活动活跃:每周进行相当于 150~300 分钟的中等强度的身体活动,或者 75~150 分钟的较大强度身体活动,或者两者相结合的等效的身体活动。该身体活动水平达到成年人身体活动指南的推荐范围。

（4）身体活动非常活跃:每周超过 300 分钟的中等强度、150 分钟的较大强度身体活动或两者相结合的等效的身体活动。该水平身体活动超过成年人身体活动指南的推荐范围。

四、干预实施

（一）制订运动方案

运动方案是包括运动方式、运动强度、每次运动时间、运动频率（每周次数）、总体运动量,以及运动进级（运动时间、频率和强度的进级或调整）、运动注意事项等内容的运动健身计划。在排除运动禁忌证、保证运动安全的前提下,依据受试者的体质和健康状况确定运动目标。根据受试者当前从事的运动或喜好选择运动项目,根据身体活动水平和体质测定结果来确定起始运动强度、每次运动时间、运动总量和进级。

1. 一次锻炼的基本组成　一次锻炼的基本组成包括准备活动(也叫热身)、运动内容、整理放松和拉伸运动四个部分,详见表 4-2。

2. 运动方式　有氧运动、抗阻运动、柔韧性练习都是糖尿病高危人群必不可少的运动方式,平衡、协调性练习也是保证日常生活功能、锻炼安全性的重要内容,糖尿病高危人群运动方案建议详见附录 5-10。

(1)有氧运动是指人体在氧气充分供应的情况下进行的体育锻炼,有氧运动可以改善和提高心血管、呼吸、内分泌等系统的功能,减少身体脂肪,保持理想体重。常用运动中的心率判断和监测有氧运动强度,运动中心率在储备心率(储备心率 =220- 年龄 – 安静心率)的 40%~59% 时是中等强度,也可根据运动中的主观用力程度判断运动强度,如运动中感觉微微出汗、心率和呼吸稍加快,能连贯讲话但不能唱歌,通常就是中等强度,如果运动中气喘吁吁,讲话断断续续,就进入较大或大强度了。

(2)抗阻运动(力量练习)是指肌肉在克服外来阻力时进行的主动运动。抗阻运动可以维持或增强肌肉力量、耐力和肌肉的体积,提高基础代谢,控制体重,优化血糖和控制血压,延缓骨质疏松,有助于防止跌倒、维持独立生活能力及减少损伤、疼痛。

(3)柔韧性练习可以促进肌肉放松、增加关节活动度、减少疲劳、降低受伤的风险、减少肌肉酸痛、改善在日常活动中的不良姿势、增强体育活动的快乐感受。通常在运动后的整理活动中进行 5~10 分钟的静态拉伸。

(4)平衡、协调性练习有助于防止跌倒、增加灵活性,对保持身体功能能力有重要作用,特别是超过 40 岁有周围神经病变的人。

3. 增加日常身体活动,减少久坐少动行为。日常生活中,保持活跃、积极性交通,增加工作中的身体活动,以及家务休闲活动,如园艺、擦窗、拖地、洗衣服等,都有一定健康促进效果,但是不能代替规律运动。

要避免长时间久坐少动。久坐行为是不健康的独立危险因素,如长时间坐着上网、看电视、玩手机等。每坐 30~60 分钟起身做 1~5 分钟低强度活动,如站立、慢走等,便可以减少久坐少动带来的危害。

4. 糖尿病高危人群的运动方案要素

(1)提倡进行中等强度的运动。中等强度有氧运动对于降低血糖、减少身体脂肪有良好的效果,并且有一定提高心肺耐力的作用。低(40%~50%个人完成该动作的最大力量)、中等强度抗阻训练(50%~70%个人完成该动作的最大力量)对于改善机体的糖脂代谢也有一定的效果。适应中等强度的运动者,可以循序渐进地将运动强度调整至较大强度。对于运动能力较弱的人群可以从低强度开始运动。大强度运动一方面促使胰岛素拮抗激素分泌,导致血糖进一步升高;另一方面还促使血浆过氧化脂质增多,使机体处于氧化应激状态,加重原有脏器功能损伤。对于没有规律运动习惯、有心血管和肾脏疾病的患者,进行较大强度运动可能增加运动中心血管事件发生的风险。因此,建议糖尿病高危人群以中等强度运动为主,可以循序渐进地将运动强度提升至较大强度。

(2)有氧运动与抗阻运动相结合,对增加胰岛素敏感性和降低血糖的作用更加显著。中低强度的有氧运动和抗阻训练是安全有效的运动方式。

(3)最好每天都运动,两次运动间隔时间不宜超过2天,否则改善糖脂代谢的运动效果和积累作用就会减少。

5. 运动强度和运动量　每周至少进行中等强度有氧身体活动150~300分钟,同时进行2~3次低、中强度抗阻训练。

(1)有氧运动的强度:为确保锻炼安全有效,运动强度必须控制在已确定的安全有效范围之内,可用目标心率(运动中应达到和维持的心率)来控制运动强度。用储备心率算法来确定目标心率是一种安全有效的方法。储备心率 = 最大心率(220- 年龄)– 安静时心率,目标心率 =(储备心率 × 拟采用的强度)+ 安静心率;推荐一般成年人可采用40%~70% 储备心率强度进行循序渐进的运动,体弱或初始锻炼者可采用30% 的储备心率作为有效起始强度。

也可以用主观感觉用力程度(RPE)来判断运动强度(主观感觉用力量表见附录5-11)。或者将运动心率和RPE结合起来(附录5-12)评价运动强度。

(2)抗阻运动的强度:抗阻运动的强度以局部肌肉反应来衡量。增强肌肉力量,以逐步增加阻力为主,即采用较大负荷、少重复次数的练习;增强肌肉耐力和肌肉体积,则需逐步增加运动次数或持续时间,即中等负荷、多次重复的练习。糖尿病高危人群多以增强肌肉耐力和肌肉体积为主。可用运动的主观感觉用力程度(RPE)(表5-2)可作为判断运动强度的简易方法。通常进行抗阻运动的强度在4~6分之间。

表 5-2　主观感觉用力程度（RPE）

分值 / 分	内容
10	达到极限，再也无法多完成一次
9	最后一次动作感觉很困难，但仍然能够多做一次
8	重量大到无法使重物快速移动，但感觉并不困难，还能够多做 2~4 次
7	可以利用最大爆发力使重物快速移动
6	可以轻松控制动作速度；爆发力不必很大即可使重物快速移动
5	大多数的热身重量
4	恢复阶段；每组次数通常在 20 次以上；动作不费力

6. 运动时段　在血糖处于较高水平时进行运动，可以起到更好的控制血糖的效果，一般建议在餐后 1 小时左右开始运动。

（二）运动实施

运动分为不同阶段，对于刚刚开始运动的人，经过一段时间的运动后（8~12 周），心肺功能、血糖水平、心理状况可有所改善。这时，无论在运动强度和运动时间方面均应逐渐增加，运动方案应根据个人进展情况而调整。

1. 适应阶段　指刚开始实行定时及有规律的运动阶段。对于大部分人来说，适宜采取强度较低、时间较短、次数较少的运动方案。例如，选择每次步行 10 分钟，每分钟步行 90~100 步，每天 2 次，逐渐延长每次运动的时间、加快步行速度。此阶段通常 2~4 周。

2. 提高阶段　体育锻炼者经过适应阶段的运动后，心肺功能已有明显改善（改善的进度因人而异），一般人的运动强度可以达到储备心率的 40%~60%，运动时间也可每 2~3 周加长一些。这个阶段体育锻炼者的身体素质可出现明显改善。此阶段通常长达 4~5 个月时间。

3. 维持阶段　在提高阶段后，若不再增加运动强度或运动量，体育锻炼者的心肺功能基本处于稳定状态。体育锻炼者只要保持这个阶段的运动量，就可以维持已经获得的益处。这时，体育锻炼者也可以调整运动方式，增加运动的趣味性，以避免因沉闷而放弃或中断运动。

按运动方案训练一段时期（通常 2 个月左右）后，再次进行身体检查和体质测定,以评定运动效果,遵循由少至多、由轻至重、由疏至密、周期性、适度恢复等原则,适当调整以制订下一阶段的运动方案。

（三）运动监控和注意事项

为确保运动的效果和安全,体育锻炼时应注意运动强度、运动量的控制及运动中的注意事项（运动监控和运动终止指征见一般人群部分）。

运动前准备好合适的运动装备,包括:便于活动的运动服装;合脚、舒适的运动鞋和袜子,要注意鞋的透气性和包裹性,袜子吸汗、袜口宽松;手表或计时器,便于掌控时间;节拍器（控制步行速度）;饮用水,以补充运动中出汗所丢失的水分;擦汗用手帕或毛巾等。注意事项包括:

1. 选择合适的运动方式、强度及运动时间、时机。

2. 做好充分的准备活动和整理放松（适当的拉伸）。

3. 运动时注意力要集中。

4. 循序渐进,不要随意增加运动强度或运动时间,需要增加时应先保持强度不变,只延长运动时间,适应后再增加运动强度。

5. 抗阻运动时注意身体两侧肌肉对称、平衡发展;与有氧运动结合时或同一天进行时,注意控制总的运动量,如每个部位运动组数减少为1~2组。使用器械时,首先要检查器械的安全性,可以根据情况选择护腕、护肘、手套、护膝等护具。

6. 餐后1小时左右开始运动,或者运动前摄入15~30g左右的碳水化合物可以降低运动导致的低血糖风险。

7. 有关节炎或外周神经病变患者,选择非负重的运动方式。

8. 注意运动的场地因素、运动器械或设备因素、气候因素。

9. 注意休息,及时补充水分。

第七节 心 理 干 预

一、目标

减小发生心理障碍的危险性。

二、原则

1. 重视纠正和消除来自社会、环境的不良刺激,重视生活节律和睡眠质量,支持高危人群进行健康生活方式与行为的改变。

2. 由专业的心理咨询师和精神科医师进行心理治疗,严重的心理障碍和精神障碍需要积极转诊。

三、个体评估

糖尿病高危人群通常会存在工作学习长期过度紧张、人际关系不协调、生活中突发不幸事件等社会、心理上的不良刺激,还会不同程度地存在着精神、思维、情感、性格等方面的心理障碍和情志活动异常,如忧思过度、心烦不安、紧张恐惧、急躁易怒、悲伤易泣等。个体评估可根据实际情况酌情使用附录5-13抑郁自评量表和附录5-14焦虑自评量表,如果评分结果有问题,需要咨询专业的心理医生。

四、干预实施

1. 心理健康支持 支持高危人群增强心理健康意识,关注自己的生活方式健康,学习如何选择和养成健康的生活方式和行为。

2. 情绪管理支持 支持高危人群学习情绪管理的技巧和情绪释放的方法,增强个体抗挫折能力和减压管理能力。

3. 心理干预支持 高危人群心理干预支持的重点是改善患者的情绪状态,克服消极情绪反应,主要有以下方法:

(1)支持心理治疗:通过解释、说理、疏导、安慰等,进行支持性心理治疗,以帮助高危人群消除各种消极情绪反应。

(2)认知疗法:帮助高危人群增进对糖尿病基本知识的了解,消除不适当的预测、误解及错误信念,提高对疾病积极预防的信心。

(3)行为疗法:某些行为疗法技术可帮助高危人群遵从饮食和运动控制计划,包括行为强化、行为塑造疗法等。

第八节 戒 烟 干 预

一、目标

帮助吸烟者进一步认识吸烟对健康的危害,形成戒烟的想法,提供戒烟的方法,支持吸烟者成功戒烟。

二、原则

1. 烟草依赖是一种慢性状态,需要反复、不断地干预。
2. 科学评估戒烟者的烟草依赖程度和戒烟意愿,实施针对性的干预措施。

三、个体评估

(一)烟草依赖的诊断标准

烟草依赖是一种慢性疾病,目前烟草依赖的临床诊断标准为:在过去1年内表现出下列6项中的至少3项:

1. 强烈渴求吸烟。
2. 难以控制吸烟行为。
3. 当停止吸烟或减少吸烟量后有时会出现戒断症状。
4. 出现烟草耐受表现,即需要增加吸烟量才能获得满足。
5. 为吸烟而放弃或减少其他活动及喜好。
6. 不顾吸烟的危害而坚持吸烟。

(二)烟草依赖的严重程度评估推荐

使用 Fagerström 烟草依赖评估量表(FTND 量表),详见附录 5-15,此量表为临床上使用较多的烟草依赖程度评估方法。累计得分:0~3分,为轻度烟草依赖;4~6分,为中度烟草依赖;≥7分,为重度烟草依赖。评分越高,说明吸烟者的烟草依赖程度越高,戒烟难度越大。

四、干预实施[13]

识别所有吸烟者,进行简短戒烟干预,可参照"5A(Ask询问,Advise建议,Assess评估,Assist帮助,Arrange安排)"法,具体干预内容如表5-3所示。临床戒烟干预路径如图5-2所示。

表5-3 简短戒烟干预内容

戒烟干预	具体内容	
识别并记录所有吸烟者	询问每一位就诊者的吸烟情况,并在病例中明确记录吸烟情况	
强烈建议所有吸烟者必须戒烟	用明确、强烈以及个体化的话语建议所有吸烟者戒烟	
评估吸烟者的戒烟意愿	评估患者是否考虑戒烟,准备从何时开始戒烟	
向吸烟者提供戒烟帮助	有戒烟意愿者(准备在近1个月内戒烟者)	没有戒烟意愿者(近1个月不准备戒烟或不愿意戒烟者)
	发放戒烟自助手册 推荐戒烟服务:拨打戒烟服务热线(中国戒烟专线4008885531或公共服务热线12320)或前往戒烟门诊接受专业的戒烟治疗	进行访谈,增强其戒烟意愿
安排随访	每次就诊时均需询问并记录患者的吸烟状态 对于未戒烟者或复吸者需重复上述戒烟干预步骤 对于近期刚开始戒烟者应鼓励其继续坚持避免复吸	

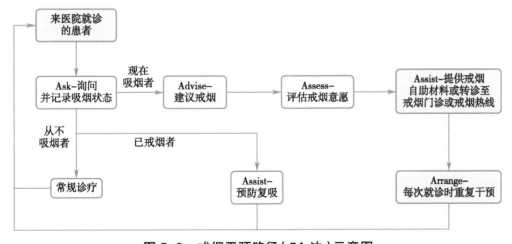

图5-2 戒烟干预路径(5A法)示意图

五、戒烟药物

推荐 3 类一线临床戒烟用药,包括尼古丁替代疗法类药物、盐酸安非他酮缓释片和酒石酸伐尼克兰片。研究表明,心血管疾病患者单独或联合使用上述三类药物疗效和安全性均较好。戒烟药物简介如下:

1. 尼古丁替代疗法类药物　通过向人体提供中等剂量的尼古丁,缓释戒烟过程中出现的戒断症状。临床试验中 3 个月持续戒烟成功率约为 30%~40%。

2. 盐酸安非他酮缓释片　通过抑制脑内多巴胺重摄取,增加脑内多巴胺水平,缓解戒断症状。临床试验中 3 个月持续戒烟成功率约为 30%~40%。

3. 酒石酸伐尼克兰片　为尼古丁 α4β2 乙酰胆碱受体的部分激动剂,具有激动和拮抗双重调节作用,缓解戒断症状的同时还可以减少吸烟的欣快感。临床试验中 3 个月持续戒烟成功率约为 50%~60%。

第九节　自我管理教育与同伴支持

糖尿病是一种长期慢性疾病,对于糖尿病高危人群,宜及早进行糖尿病筛查,有助于早期发现糖尿病,提高糖尿病防治水平。其中,高危人群日常行为和自我管理能力是预防糖尿病的关键措施。

糖尿病高危对象应接受糖尿病自我管理教育和支持,以掌握自我管理所需的知识和技能。自我管理教育和支持的内容包括营养、运动、心理、戒烟、体重管理等方面的危险因素控制,糖尿病防治知识和行为改变干预支持,目的是提高高危人群的糖尿病筛查意识、自我管理效能和社会支持的程度。

社区是糖尿病自我管理教育和支持开展的主要场所。在自我管理教育和支持的形式方面,可以是小组形式,也可以是个体支持。虽然自我管理很大程度上依赖于管理对象的个人能力,但与其个体所获得的社会支持,包括同伴支持密不可分。本节所指同伴支持是糖尿病高危人群之间的互相支持。具体可通过社区三级干预策略来实施同伴支持管理,同伴支持理念和技巧见附录 5-16。推荐由社区卫生服务中心、街镇卫生干部、自我管理小组组长或同伴支持骨干网络来实施社区三级干预策略。

一、一级干预

通过社区卫生服务中心、街镇健康促进机构及社区自我管理小组开展糖尿病预防科普知识宣传及教育,提高社区层面整体的糖尿病防治知识的传播和覆盖。

二、二级干预

鼓励自我管理小组组长或同伴支持骨干,在社区卫生服务中心、街镇卫生干部的支持下,组织开展自我管理及同伴支持活动。具体包括生活方式干预和糖尿病防治知识教育等为主题的同伴支持小组活动、社区兴趣小组活动及邀请参与社区糖尿病筛查和随访管理等。可邀请糖尿病前期对象家属一起参与,加强家庭支持水平。

三、三级干预

针对自我管理意识低的对象,可在自我管理小组组长或同伴支持骨干的引导下,开展个性化干预指导和跟进,共同制订健康行为改变计划,定期跟进和了解行为改变情况,积极邀请参与自我管理和同伴支持小组互动。

第十节　糖尿病前期人群管理

一、建档指导

对愿意接受管理的糖尿病前期患者,建立健康管理信息档案。管理表单可参照《糖尿病健康管理信息登记表》(附录3-1)。同时进行针对性的健康指导,告知应每半年检测1次血糖。

二、随访管理

1. 随访频度　每半年 1 次,每年至少完成 2 次。

2. 随访内容

（1）了解近半年内患者症状、生活方式、辅助检查结果、疾病情况及用药情况。

（2）检测血压、血糖,如伴有高血压、高血脂等其他病症,应同时监测血脂情况。

（3）对患者提出运动和合理营养建议。

（4）建议患者每年进行 HbA1c 检测。

（5）随访信息可参照填入《糖尿病患者管理随访服务记录表》（附录 6-3）。

三、年度评估

建议在管的糖尿病前期患者每年进行 1 次糖尿病筛查评估。

评估内容:包括生活方式和健康状况询问、辅助检查结果评估、健康指导等。年度评估信息可参照填入《初诊和年度评估表》（附录 6-1）。

四、调整管理

1. 年度评估时,如已明确诊断糖尿病或达到糖尿病诊断标准,则将 2 型糖尿病患者纳入慢性病患者健康管理,其他类型糖尿病及时转诊。

2. 年度评估如仍为糖尿病前期患者,则下一年度继续进行糖尿病前期患者管理。

3. 如年内血糖检测恢复正常水平,则可排除前期患者管理,对其进行健康指导,作为高危人群,建议其每年检测 1 次空腹血糖。

糖尿病前期人群管理流程如图 5-3 所示。

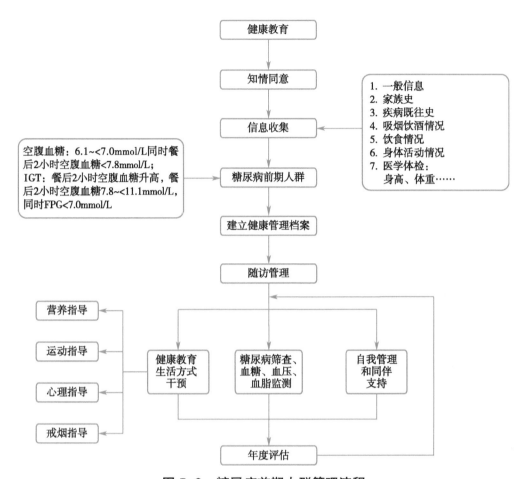

图 5-3 糖尿病前期人群管理流程

第六章

糖尿病患者健康管理

第一节　综合控制目标

一、管理原则

糖尿病的治疗应遵循综合管理原则,包括控制高血糖、高血压、血脂异常、高凝状态等心血管多重危险因素,同时注重生活方式与药物干预并行的综合管理策略,以提高糖尿病患者的生存质量和预期寿命。同时应根据患者的年龄、病程、预期寿命、并发症或合并症病情严重程度等确定个体化的控制目标。

二、综合控制目标

表 6-1　中国 2 型糖尿病综合控制目标

指标	目标值
血糖 [a]/mmol·L^{-1}	
空腹	4.4~7.0
非空腹	<10.0
糖化血红蛋白 /%	<7.0
血压 /mmHg	<130/80
总胆固醇 /mmol·L^{-1}	<4.5
高密度脂蛋白胆固醇 /mmol·L^{-1}	
男性	>1.0
女性	>1.3
三酰甘油 /mmol·L^{-1}	<1.7
低密度脂蛋白胆固醇 /mmol·L^{-1}	
未合并动脉粥样硬化性心血管疾病	<2.6
合并动脉粥样硬化性心血管疾病	<1.8
体重指数 /kg·m^{-2}	<24.0

注:毛细血管血糖。

三、糖化血红蛋白（HbA1c）分层目标

表 6-2 糖化血红蛋白（HbA1c）分层目标值建议

HbA1c 水平 /%	适用人群
<6.5	病程较短、预期寿命较长、无并发症、未合并心血管疾病的 2 型糖尿病患者，其前提是无低血糖或其他不良反应
<7.0	大多数非妊娠成年 2 型糖尿病患者
<8.0	有严重低血糖史、预期寿命较短、有显著的微血管或大血管并发症，或有严重合并症、糖尿病病程很长，尽管进行了糖尿病自我管理教育、适当的血糖监测、接受有效剂量的多种降糖药物（包括胰岛素）治疗，仍很难达到常规治疗目标的患者

注：糖化血红蛋白（HbA1c）分层目标适用于 18 岁及以上成年人；年龄 ≥60 岁的老年糖尿病血糖控制标准可参照表 6-4。

第二节 糖尿病患者管理流程

2 型糖尿病患者管理流程如图 6-1 所示。

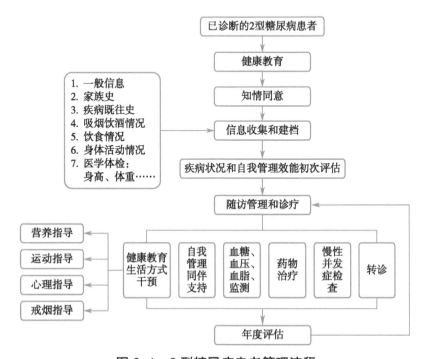

图 6-1 2 型糖尿病患者管理流程

第三节　信息登记管理

一、建立档案

初诊糖尿病患者应当建立糖尿病患者管理档案。糖尿病患者的档案至少应包括健康体检、年度评估及随访服务记录。随着信息化系统的不断完善，医疗卫生服务信息的互联互通，患者的就诊记录、转会诊和住院记录均应纳入健康档案内容。电子档案按照国家相关规定进行管理。纸质档案由责任医务人员或档案管理人员统一汇总、及时归档。对接受健康管理的糖尿病患者，按照信息采集的要求（详见第三章第二节），完成《糖尿病健康管理信息登记表》（附录 3–1 ）。

二、健康评估

健康管理机构应对糖尿病患者进行初诊评估和年度评估，评估主要内容包括疾病行为危险因素、并发症和并存临床情况、体格检查、实验室检查信息等，同时进行针对性健康指导。可参考使用《初诊和年度评估表》（附录 6–1 ）。此外，可推荐患者使用《自我管理效能评估表》（附录 6–2 ）对自我管理能力进行全面评估，评估内容包括患者血糖控制、糖尿病并发症、自我管理效能等情况，以便针对性开展患者教育和自我管理支持。

三、随访管理

可按照国家基本公共卫生服务要求对糖尿病患者开展随访管理，随访记录填入《糖尿病患者随访管理服务记录表》（附录 6–3 ）。

基层医疗卫生机构对糖尿病患者的诊疗过程应当按照糖尿病分级诊疗服务的技术方案实施，具体内容和频次见《糖尿病患者并发症及合并疾病的检查要求》（附录 6–4 ）。

第四节　血　糖　监　测

一、血糖监测方法概述

血糖监测是糖尿病管理的重要组成部分,其结果有助于评估糖尿病患者糖代谢紊乱的程度,制订合理的降糖方案,同时反映降糖治疗的效果并指导治疗方案的调整。目前临床上血糖监测的方式包括用血糖仪进行的毛细血管血糖监测、连续监测3~14 天的动态葡萄糖监测(CGM)、反映 2~3 周平均血糖水平的糖化白蛋白(GA)、2~3 个月平均血糖水平的 HbA1c 的检测等。其中毛细血管血糖监测包括患者自我血糖监测(SMBG)和在医院内进行的床边快速血糖检测(POCT),是血糖监测的基本形式,HbA1c 是反映长期血糖控制水平的金标准,而 CGM 和 GA 反映近期血糖控制水平,是上述监测方法的有效补充。

二、毛细血管血糖监测方法

血糖检测方法和血糖仪临床使用管理的相关规章制度应按照《医疗机构便携式血糖检测仪管理和临床操作规范》[14]执行。毛细血管血糖监测的方法包括:

(一)测试前的准备

1. 检查试纸条和质控品贮存是否恰当。

2. 检查试纸条的有效期和条码(如需要)是否符合要求。

3. 清洁血糖仪并妥善保管。

4. 检查质控品的有效期。

(二)毛细血管血糖检测

1. 用 75% 乙醇擦拭采血部位,待干后进行皮肤穿刺。

2. 采血部位通常采用指尖、足跟两侧等末梢毛细血管全血,水肿或感染的部位不宜采用。在紧急时可在耳垂处采血。

3. 皮肤穿刺后,弃去第一滴血液,将第二滴血液置于试纸上指定区域。

4. 严格按照仪器制造商提供的操作说明书要求和操作规程进行检测。

5. 测定结果的记录包括被测试者姓名、测定日期、时间、结果、单位、检测者签名等。

6. 使用后的针头应置于专用医疗废物锐器盒内,按医疗废物处理。

三、毛细血管血糖监测方案[8]

建议根据患者的病情、治疗目标及治疗方案制订血糖监测方案。具体原则如下:

1. 对于采用生活方式干预控制糖尿病的患者,建议根据需要有目的地通过血糖监测了解饮食控制和运动对血糖的影响,进而调整饮食和运动。

2. 对于使用口服降糖药的患者,建议每周监测 2~4 次空腹或餐后血糖,或在就诊前一周内连续监测 3 天,每天监测 7 个时间点血糖(早餐前后、午餐前后、晚餐前后和睡前),根据监测结果及时调整治疗方案,改善血糖水平。

3. 对于使用不同种类胰岛素治疗的患者,建议根据实际胰岛素使用情况制订血糖监测方案:①使用基础胰岛素的患者应监测空腹血糖,根据空腹血糖调整睡前胰岛素的剂量;②使用预混胰岛素的患者应监测空腹和晚餐前血糖,根据空腹血糖调整晚餐前胰岛素剂量,根据晚餐前血糖调整早餐前胰岛素剂量,如果空腹血糖达标,应注意监测餐后血糖以优化治疗方案;③使用餐时胰岛素患者应监测餐后或餐前血糖,并根据餐后血糖和下一餐前血糖调整上一餐前的胰岛素剂量。

4. 无论是普通患者还是特殊人群(围手术期患者、低血糖高危人群、危重症患者、老年患者、1 型糖尿病患者、妊娠期糖尿病患者),均应结合自身特点制订个体化的血糖监测方案和血糖控制目标。良好的监测可确保低血糖风险最小,有效避免低血糖事件的发生。

四、糖化血红蛋白(HbA1c)检测

HbA1c 在临床上已作为评估长期血糖控制状况的"金标准",也是临床决定是否需要调整治疗方案的重要依据。标准 HbA1c 检测方法的正常参考值为 4%~6%,糖尿病患者一般控制目标为 7%。在治疗之初建议每 3 个月检测 1 次,一旦达到治疗目标可每 6 个月检查一次。

第五节　生活方式干预

一、营养均衡膳食，维持健康体重

（一）目标

1. 维持健康体重。超重／肥胖患者减重的目标是 3~6 个月减轻体重的 5%~10%。消瘦者应通过合理的营养计划达到并长期维持理想体重。

2. 膳食营养均衡，满足患者对微量营养素的需求。

3. 达到并维持理想的血糖水平，降低 HbA1c 水平。

4. 减少心血管疾病的危险因素，包括控制血脂异常和高血压。

5. 控制添加糖的摄入，不喝含糖饮料。

（二）原则

合理饮食，吃动平衡，有助于血糖的良好控制。

主食定量，粗细搭配，提倡低血糖指数的主食。

多吃蔬菜，水果适配，种类和颜色要丰富多样。

常吃鱼禽，蛋肉适量，限制加工肉类制品摄入。

奶类豆类，天天要有，零食加餐按需合理选择。

清淡饮食，少油低盐，应当足量饮水且不饮酒。

定时定量，细嚼慢咽，根据实际情况少食多餐。

（三）个体评估

全面收集糖尿病患者相关信息，综合评估其营养干预需求程度。具体需要收集的信息包括：

1. 个人情况　姓名、性别、年龄、文化程度、民族、婚姻状况、职业等。

2. 相关疾病及并发症史　高血压、高血脂、心脑血管疾病、糖尿病肾病、糖尿病神经病变、低血糖等。

3. 饮食习惯　饮食是否油腻、饮食是否偏咸、饮食相关健康知识的知晓情况、有无控油和控盐意愿、各种食物消费情况等，饮酒类型、饮酒频次、平均每次饮酒量、是否有戒酒意愿等。

4. 膳食调查　采用 24h 膳食回顾法,调查患者在过去的 24 小时内各种饮食、饮料的摄入量,并进行膳食评价,了解患者的能量摄入情况,评价饮食结构是否合理,各种营养元素摄入是否充足等。

5. 身体活动量　身体活动形式、强度、频率、时间等。

6. 体检结果　身高、体重、腰围、BMI、血压、血糖、血脂、肾功能等。

通过对上述信息进行综合评估,可以获得前期个体较为完整的膳食相关信息,并判断其膳食是否合理,为进一步制订膳食干预提供基础。

（四）干预实施

1. 控制总热量,能量平衡。糖尿病患者要保持能量平衡,既要调整能量摄入以控制体重在合理范围并改善不同疾病阶段的代谢状况,也要符合中国居民膳食推荐摄入量,使成年人、儿童青少年、妊娠期妇女等不同人群各种营养素摄入合理,预防营养不良。

（1）糖尿病患者应接受个体化能量平衡计划,目标是既达到或维持理想体重,又满足不同情况下的营养需求。

（2）对于所有患糖尿病的肥胖或超重个体,应建议减重;就减重效果而言,限制能量摄入较单纯调节营养素比例更关键。

（3）不推荐 2 型糖尿病患者长期接受极低能量（<800kcal/d）的营养治疗。

2. 碳水化合物　碳水化合物是人体获取能量的主要来源,亦是体内多个器官系统的主要能源物质;但碳水化合物摄入过多易影响血糖控制,并增加胰岛负担。因此,合理摄取碳水化合物为影响糖尿病患者病程进展的重要内容。

（1）推荐每日碳水化合物供能比 45%~60%,如碳水化合物的来源为低 GI 食物,其供能比可达 60%。

（2）糖尿病患者膳食纤维摄入可高于健康成年人推荐摄入量,推荐 25~30g/d 或 10~14g/1 000kcal。

（3）蔗糖引起的血糖升幅并不比相同能量的淀粉引起的升幅更高,但摄入量太高时可能升高血糖及 TG 水平,不推荐常规摄入。不推荐在糖尿病饮食中常规添加大量果糖作为甜味剂,过量果糖不利于血脂代谢。

（4）不建议饮酒,有饮酒习惯的应当戒酒。

3. 脂肪　膳食脂肪作为一种重要的营养物质不仅为机体提供能量与必需脂肪酸,促进脂溶性维生素的吸收,还能增进食物的美味,增加饱腹感。然而,由于其能量密度较高,过多摄入会对健康带来一系列的问题。

（1）膳食总脂肪的摄入以占每天总能量的 20%~30% 为宜。

（2）应增加植物来源脂肪占总脂肪摄入的比例。

（3）限制饱和脂肪酸与反式脂肪酸的摄入量,饱和脂肪酸的摄入量不应超过供能比的 7%。

（4）单不饱和脂肪酸是较好的膳食脂肪来源,可取代部分饱和脂肪酸供能,宜大于总能量的 12%。

（5）多不饱和脂肪酸不宜超过总能量的 10%。

（6）膳食中宜增加富含 ω–3 多不饱和脂肪酸的植物油。推荐每周吃鱼 2~4 次（尤其是 ω–3 多不饱和脂肪酸含量丰富的鱼）。

（7）每天摄入 3.5g 的 ω–3 多不饱和脂肪酸可显著降低 TG 水平,ω–3 多不饱和脂肪酸与 ω–6 多不饱和脂肪酸比例宜为 1 ∶ 4~1 ∶ 10。

（8）每日胆固醇摄入量不宜超过 300mg。

4. 蛋白质　蛋白质作为人体一种重要的营养物质,其总摄入量和来源对血糖、脂代谢及体重有着重要影响。

（1）蛋白质的食物来源可分为来源于植物性食物的蛋白质（米面类和豆类）和来源于动物性食物的蛋白质（鱼虾、禽肉、畜肉、蛋类及牛奶）两大类。

（2）针对肾功能正常的糖尿病患者,推荐蛋白质的适宜摄入量占总能量的 15%~20%。

（3）肾功能异常的糖尿病患者,需要医生及营养师制订个体化方案。

5. 维生素和矿物质　维生素包括水溶性维生素（B 族维生素和维生素 C）和脂溶性维生素（维生素 A、维生素 D、维生素 E、维生素 K）。矿物质包括常量元素（钾、钙、钠、镁、氯、硫、磷）和微量元素（如铁、锌、碘、硒、铜、铬、钼、钴等）作为机体物质代谢的辅酶和 / 或抗氧化剂,其缺乏与失衡在糖尿病及其并发症的发生发展中发挥重要作用。

（1）在某些特殊群体中,如老年人、幼儿、孕妇或哺乳期妇女、严格的素食者、采用限制能量摄入的个体及糖尿病手术患者,可能需要补充多种维生素。

（2）尚无明确证据表明无维生素缺乏的糖尿病患者大量补充维生素会产生代谢益处,不推荐此类患者常规大剂量补充维生素。

（3）不建议常规大量补充抗氧化维生素,例如维生素 E、维生素 C 及胡萝卜素,且需考虑其长期安全性。

6. 血糖生成指数（GI）和血糖负荷（GL） GI 表示富含碳水化合物的食物升血糖的能力,它反映的是碳水化合物"质"的不同对餐后血糖的影响不同。GL（血糖负荷）这一概念,反映所摄入膳食中全部碳水化合物对血糖和胰岛素的影响。GL 由摄入食物中碳水化合的"质"和"量"决定。常见食物 GI 值详见附录 6-5。

（1）进行富含碳水化合食物选择指导时,参考 GI 和 GL 更有助于血糖控制。

（2）低 GI 饮食有助于妊娠糖尿病患者血糖和体重的控制。

（3）评价摄入一定量的某种食物对餐后血糖影响时,应同时考虑其 GI 和 GL。

（4）评价饮食对餐后血糖的影响应采用混合膳食 GI。

7. 具体实施

（1）计算总能量:首先,计算 BMI,判断自己属于什么体型,BMI>24kg/m^2 属于超重,<18.5kg/m^2 属于消瘦,二者之间属于正常;其次,计算自己的标准体重,标准体重 = 身高（cm）-105;最后,判断自己每日需要多少热卡,可参考表 6-3:

表 6-3 成年人糖尿病热能供给量 /kcal·kg^{-1}

体型	卧床休息	轻体力劳动	中等体力劳动	重体力劳动
消瘦	25~30	35	40	45~50
正常	20~25	30	35	40
肥胖	15	20~25	30	35

儿童糖尿病的热能供给量按年龄计算:

每日总热量（kcal）=1 000+（年龄 -1）× 100。

例如,10 岁儿童所需热量为 1 000+（10-1）× 100=1 900kcal。

（2）制订饮食计划

举例:

张先生,男性,45 岁,身高 1.7m,体重 80kg,从事办公室工作,食量中等,如何制订饮食治疗方案?

第一步:先计算每日所需总热量:

张先生体重指数 BMI=80/1.7²=27.7kg/m²,属于超重;张先生的标准体重为:170-105=65kg;在办公室工作,属于轻身体活动的超重患者,所以每日热卡需要量为 25kcal/kg,每天需要总热量为 65×25=1 625kcal,注意,此处的体重为标准体重(65kg),而不是实际体重(80kg)。

第二步:得出每日总热卡后,每日饮食比例怎么分配呢? 可以按照 3 种方法计算:

方法一:

人体每日所需的蛋白质为 1g/kg,其中每日所需的脂肪为 0.8g/kg,按照标准体重计算,得出每日所需蛋白质 =65×1=65g,每日所需脂肪 =65×0.8=52g。1g 蛋白质提供 4kcal 能量,65g 蛋白质提供的能量为 65×4=260kcal。1g 脂肪提供 9kcal 能量,52g 脂肪提供能量为 52×9=468kcal。每天需要总热量为 1 600kcal,减去蛋白质提供的 260kcal,再减去脂肪提供的 468kcal,剩下的 1 600-260-468=872kcal 应该由碳水化合物提供,1g 碳水化合物提供 4kcal 能量,故得出每日所需碳水化合物的量 =872/4=218g。

方法二:

如果按照营养物供能的比例来计算:

碳水化合物热量占总热量的 50%~65%,脂肪热量占总热量的 20%~30%,蛋白质热量占总热量的 15%~20%,得出每个营养物可提供的热量:碳水化合物提供热量 =1 600×50%~65%=800~1 040kcal,脂肪提供热量 =1 600×20%~30%=320~480kcal,蛋白质提供热量 =1 600×15%~20%=240~320kcal。再换算成食物成分的量为:碳水化合物的量 =800~1 040kcal/4=200~260g,脂肪的量 =320~480kcal/9=35.56~53.33g,蛋白质的量 =240~320kcal/4=60~80g。可以看出,方法一和方法二计算所得营养物的量相近。

方法三:

食物交换份是将食物按照来源、性质分类,同类食物在一定重量内所含的蛋白质、脂肪、碳水化合物和能量相近,不同类食物间所提供的能量也是相同的。食物交换份的使用应在同类食物间进行,以可提供能量为 334.4~376.2kJ(80~90kcal)作

为一个交换单位,不同食物每份的量不同。一般可以粗略地把以下食物作为 1 个交换份:

25g(半两)粮食、500g(1 斤)蔬菜、200g(4 两)水果、50g(1 两)肉蛋鱼豆制品、160g(160ml)牛奶、10g(相当于 1 小汤匙)烹调油。常见食物交换表详见附录 6-6。

张先生每天需要总热量为 1 600kcal,每日所需食物份数为 1 600/90~1 600/80=18~20 份。如果按照 20 份计算,张先生可以每天进食主食 10 份(早餐 3 份、午餐 4 份、晚餐 3 份),蛋奶制品 5.5 份(早餐 1 份、午餐 2.5 份、晚餐 2 份),蔬菜 1.5 份,油脂 2 份,水果 1 份。

糖尿病患者食谱推荐详见附录 6-7。

二、运动干预

(一)目标

1. 降血糖、降血脂、降血压。

2. 增加能量消耗,减轻体重。使超重或肥胖者 BMI 达到或接近 $24kg/m^2$,或体重至少下降 7%,并使体重长期维持在健康水平。

3. 减缓胰岛素抵抗。

4. 改善心理状态。

5. 提高心肺耐力。

(二)原则

1. 安全性 掌握运动治疗的适应证及禁忌证。

2. 科学性、有效性 提倡低、中等强度运动,适应中等强度后可循序渐进地进行较大强度运动,有氧运动(40%~70% 储备心率)为主,每周约 150 分钟,辅以每周 2~3 次抗阻运动。

3. 个体化 根据患者的糖尿病病程、严重程度、并发症、年龄、个人条件、社会家庭状况、运动环境、生活习惯、经济、文化背景等多方因素制订运动方案。强调多样性、趣味性,针对个体情况,需因时因地而宜,因人而异。

4. 专业人员的指导 康复医学或运动医学医师、内分泌专科医师,甚至需要心内科、神经内科、肾内科、眼科、精神心理科等相关科室的医生协助指导。

5. 全方位管理 运动治疗需要与饮食治疗、药物和心理治疗、糖尿病教育、血糖监测等多个方面相结合,方能获得最大的治疗效益。

6. 运动治疗计划的调整原则　循序渐进（逐渐延长运动时间、增加运动频率、加大运动强度）,持之以恒（每周 3~5 次）,运动后适度恢复。选择喜欢并且适合的运动种类、注意运动安全,避免受伤。

7. 动则有益、贵在坚持、多动更好、适度量力。

（三）个体评估

个体化的运动评估应在专业人员的指导下完成,评估内容包括:医学评估、运动基础状况评估、日常运动状态评估、运动可行性评估等。

1. 医学评估

病史:糖尿病患病史、相关并发症及治疗史、高血压病史、心脏病史及家族史、脑血管疾病史、肌肉骨骼及关节疾病史、吸烟和饮酒史等。

体格检查:心率、血压测试；身高、体重、腰围及臀围的测量。涉及各系统并发症评估（包括心电图/超声心动检查、大血管风险评估、周围神经及自主神经功能评估、眼底及足部检查等）；血常规、尿清蛋白、血生化全项、HbA1c。

OGTT 及胰岛素水平和敏感性评估、甲状腺功能检查等。其他控制手段评估:如药物治疗、饮食控制等。

运动禁忌证:糖尿病酮症酸中毒；空腹血糖 >16.7mmol/L；糖尿病合并增殖性视网膜病变、严重的肾病、严重的心脑血管疾病（不稳定性心绞痛、严重心律失常、短暂性脑缺血发作）；糖尿病合并急性感染。

2. 体质测量与评估　参考高危人群体质测量与评估的内容,详见第五章第六节。

3. 身体活动水平评估　参考高危人群运动干预中个体评估的内容,详见第五章第六节。

4. 运动知识了解情况评估　身体活动的益处与风险知识、运动时间与强度、运动方式与频率等。

在开始运动后还需要进行阶段性效果的评价,以便及时修订运动目标、调整运动方案,同时对饮食和药物进行调整。对于患者每一点的改变适时给予表扬和鼓励,使之越来越自信,并能够坚持达到自己的目标。

（四）干预实施

1. 制订运动方案　根据糖尿病患者的病程、严重程度、并发症等糖尿病本身的特征,并综合考虑患者的年龄、个人条件、社会家庭状况、运动环境等多种因素制订运动方案。每个人的生活方式和运动习惯各有差异,经济、文化背景、居住环境及病情特点(如并发症情况)也不相同,运动方案必须体现个体化的原则。

(1)制定目标:专业人员与患者一起确定运动目标,包括短期目标(1个月)、中期目标(3个月)及长期目标(6个月)。无论哪一期的目标,对患者来讲都应是能够实现的,从而增强信心。例如,对于没有运动习惯的人,短期目标可以是完成10~20分钟不间断地散步或有氧器械运动,或是1个月内减轻体重3~5斤;而长期目标则可以是确定一个具体的体重、体脂百分比或腰围目标,把血糖和胰岛素水平控制在正常或接近正常的范围之内。

应在专业人员许可和患者愿意参与运动情况下,为不同的患者设定适合他们运动行为改变的目标。设定目标要遵循"循序渐进"的原则。在开始阶段采取短时间、低频率、低强度的体育活动,之后逐渐增加运动时间、运动频率及运动强度。帮助患者设定循序渐进的运动目标,使之保持对运动的积极性,坚持规律地运动,从而达到让运动成为患者生活的一部分,使其身心处于良好状态的最终目标。

(2)运动方式:糖尿病患者执行运动方案时所选择的运动方式应基于每个人的健康水平、体质状态及运动习惯。其中最有效的运动是有氧运动,并与抗阻运动相结合。运动方式的选择还取决于是否有相关的运动设施可供使用,如体育场馆、游泳池、健身中心等。运动方式选择指南详见附录5-10。

(3)运动频率:成年人2型糖尿病患者每周至少进行150分钟中等强度运动,并将运动量分布在每周大多数日子中,如每周运动5次,每次30分钟。在非连续日进行2~3次/周的抗阻练习。对每个主要的肌群进行不少于2次/周的柔韧性练习,可以保持关节活动度。

(4)运动时间与时机:推荐每次30~60分钟的有氧运动,但不包括热身和结束后的整理运动。如果每次有氧运动超过60分钟,会增加关节损伤的风险。为了逐渐提升运动的效果和降低运动损伤的风险,应该在开始运动2~4周后逐渐增加运动时间、频率及强度。为预防糖尿病患者发生运动性低血糖现象,糖尿病患者在按照运动方案所建议的运动进行训练时应特别注意运动时机的选择,如餐后1小时开始运动,而不要在空腹时进行运动;不要在注射胰岛素和/或口服降糖药物发挥最大效应时进行运动。建议患者在进行运动时,身上常备些快速补糖食品(如糖块、含糖饼干等），以便运动时间过长或出现低血糖现象时及时补充糖分，纠正低血糖。

（5）运动强度：确定运动强度是运动方案中的关键环节，运动强度应该根据患者的目标量身定制。对于大多数糖尿病患者来说，有氧运动的合理强度应该是其储备心率的 40%~70%。身体状况欠佳的患者可以从低强度（30%~40% 储备心率）开始，逐渐过渡到中等强度（40%~60% 储备心率）。

可以通过最大心率（MHR=220- 年龄）和静态心率（RHR）推算储备心率（HRR），根据患者的具体情况制定目标心率（THR）。THR=（MHR–RHR）× 40%~ 70%+RHR。

抗阻运动同样应当达到中等强度，如一组力量练习的最大重复次数是 15 次时即为中等强度。

2. 运动实施　在运动方案的实施过程中，每次训练课都应包括三个部分，即准备活动部分、基本部分及整理活动部分。

（1）准备活动：准备活动部分的主要作用是使身体逐渐从安静状态进入到工作（运动）状态，逐渐适应运动强度较大训练部分的运动，避免出现心血管、肺等内脏器官突然承受较大运动负荷而引起的不适，预防肌肉、韧带、关节等运动器官的损伤。

在运动方案的实施中，准备活动部分常采用运动强度较小的有氧运动，如：慢走、徒手操等。

准备活动部分的时间，可根据不同的锻炼阶段有所变化。在开始锻炼的早期阶段，准备活动的时间可为 10~15 分钟；在锻炼的中后期，准备活动的时间可减少为 5~10 分钟。

（2）基本部分：运动方案的基本部分是运动方案的主要内容，是达到康复或健身目的的主要途径。运动方案基本部分的运动方式、运动时间、运动强度等，应按照具体运动方案的规定来实施。

（3）整理活动：每次按运动方案进行锻炼时，都应安排一定内容和时间的整理活动。整理活动的主要作用是避免出现因突然停止运动而引起的心血管系统、呼吸系统、自主神经系统的不适，如头晕、恶心、重力性低血压等。常用的整理活动有小强度的有氧运动，如散步、徒手操、伸展或拉伸运动。整理活动的时间一般为 5~10 分钟。

（4）运动监测与注意事项：为确保运动的效果和安全，体育锻炼前进行适当的准备，运动时应注意运动强度、运动量的控制。

运动前准备好合适的运动装备，包括：便于活动的运动服装；合脚、舒适的运动鞋和袜子,要注意鞋的透气性和包裹性,袜子吸汗、袜口宽松;手表或计时器,便于掌控时间;节拍器(控制步行速度);饮用水,以补充运动中出汗所丢失的水分;擦汗用手帕或毛巾等。医疗装备:急救卡、心率/血压检测仪、便携式血糖仪、计时器、糖块、急救用药等。

在运动方案的实施过程中,应注意通过运动中的心率、主观感觉、出汗量、脸色等指标对运动强度进行监控。

运动监测内容和注意事项参考一般人群和高危人群运动干预中相关部分,并同时关注血糖与血压的变化情况。

如运动中出现血糖波动较大、疲劳感明显且难以恢复等不适情况,应立即降低运动强度或停止运动。

(5)伴有不同疾病的糖尿病患者的运动治疗

1)冠心病、糖尿病心肌病:推荐低强度、较长时间的运动,一般每次 20~45 分钟,最长不超过 1 小时,每周 3~5 次,最好每天都运动。选择节律缓慢,使上下肢大肌群适当运动的项目,如太极拳、步行、骑车。

2)高血压病:推荐低至中等强度运动,注意调整呼吸,避免运动中憋气、暴发用力和长时间低头弯腰等动作,防止血压过度增高。血压≥160/110mmHg 者应首先进行药物治疗,待血压下降后再行运动;血压≤160/110mmHg 时可进行太极拳、瑜伽、步行、功率自行车等有氧运动,一般每次不少于 30 分钟,每周 3~5 次,最好每天都运动。

3)脑血管病:合并新近发生的脑血管意外时,应该先进行卒中康复训练,待病情稳定后再进行运动治疗。

4)下肢动脉粥样硬化:建议以低、中等强度步行为主,每天 1 次,每次 30~60 分钟,可以分次累计完成。有间歇性跛行者,步行距离以无明显加重下肢疼痛为度,逐步延长步行距离。

5)糖尿病合并神经病变:对于合并外周神经病变的糖尿病患者,没有急性足部溃疡的个体可以进行低强度或中等强度的负重运动;足部受伤或溃疡者应避免或限制负重活动,可以选择上肢运动、骑自行车、水中和椅上运动等低强度活动。合并自主神经病变可能使糖尿病患者的运动变得更复杂,但当有适当的措施时,患者可以安全地进行体力活动,这类患者对运动耐受性较差,运动量应缓慢进阶,应避免在炎热或寒冷的环境中运动,避免较大强度及以上强度的运动。

6）糖尿病合并足病：推荐上肢功率车、上肢渐进抗阻训练，或者不加重局部疼痛的全身性运动。

7）合并糖尿病肾病：适当运动可以降低糖尿病肾病尿中的微量清蛋白，可以从低强度、小运动量开始，定期监测肾功能、电解质、尿常规及尿蛋白。

8）增殖性视网膜病变：运动通常不会加重眼疾，会有益于心血管和代谢功能。应避免做较大强度有氧运动或抗阻训练，尤其避免做跳跃、奔跑、屏息及可能使头部震颤或眼压升高的活动，包括高撞击的有氧舞蹈、举重、慢跑、竞技运动、拳击、自由搏击、挥拍运动、潜水、滑水、吹小号、过山车等活动。

9）合并慢性阻塞性肺病：运动前监测血氧饱和度，运动过程中血氧饱和度应保持在 88% 以上。患者可进行中等强度有氧运动，每次 20~30 分钟，可以连续或累计完成，每周 3~5 次，最好每天都运动，坚持 8~12 周，也可以进行抗阻训练，如器械体操，采用间歇运动方式，配合呼吸体操减轻气急症状。

（6）合并特殊代谢状态的运动

1）血糖反应异常：加强血糖监测，避免运动时间过长或运动时机不当引起的低血糖，或者运动强度过大引起的高血糖。若出现此类情况，应及时调整运动时间、运动时机、运动强度，以及碳水化合物摄入量。反复出现者应及时到医院就诊。

2）合并妊娠：与产科医生共同制订运动方案，加强围生期的医学监护，每天至少 30 分钟的低、中等强度有氧运动，如步行、固定自行车等。如出现阴道出血、胎儿活动减少、水肿、腰痛等不适，立即停止运动并及时就医。

3）合并低蛋白血症：以低强度有氧运动为主，积极查明低蛋白血症原因，采取综合措施，加强饮食治疗。

（7）运动时降糖药物的调整

1）口服降糖药物：综合考虑降糖药物的类型、服用方法、剂量、饮食和运动水平，根据血糖监测结果及时调整。

2）胰岛素："由粗调至细调"逐渐调整，严格遵循个体化的原则，避免低血糖。餐后 90 分钟内持续 30 分钟的中等强度运动可能需要减少 50% 的胰岛素用量，低强度短时间运动时胰岛素剂量可以不做调整。应根据患者的运动量和血糖变化及时作出胰岛素用量的调整。

（8）如何避免运动损伤：参考糖尿病高危人群运动干预中运动损伤预防部分，

糖尿病患者要特别注意以下几点：

（1）充分做好运动前评估、加强血糖监测及饮食配合。

（2）合脚、舒适的运动鞋和袜，要注意鞋的透气性和包裹性，袜子吸汗、袜口宽松。

（3）有关节炎或外周神经病变患者，选择低负重、低撞击的运动方式。

（9）如何提高运动的疗效——事半功倍

1）加强糖尿病运动教育、血糖监测、心理疏导及社会支持。

2）与合理饮食相结合可以避免运动中和运动后的低血糖反应，提高运动的疗效。

3）规范合理使用降糖药物，并与运动量和饮食摄入量相结合进行药物调整。

三、心理干预

（一）目标

1. 减少患者心理障碍和不良情绪对血糖的影响。

2. 改善患者的主观幸福感和生活质量。

（二）原则

1. 在常规诊疗中需要进行糖尿病相关的心理知识教育及相应的心理干预和支持，帮助患者保持良好情绪和规律作息，严重的心理障碍和精神障碍需要积极转诊，由专业的心理咨询师和精神科医生进行心理治疗。

2. 在患者就诊时需要根据患者的个体情况进行抑郁、焦虑等的评估筛查，关注患者自我管理评价、幸福指数等，在建立良好的医患关系的基础上，积极地影响患者的心理状态，帮助患者获得最适宜的身心状态。

3. 出现心理问题的患者，需要由专业的糖尿病教育者进行一对一的心理干预。

（三）个体评估

糖尿病患者的心理问题通常从确诊开始会随病情而变化，可能出现情绪障碍、适应障碍、心理障碍，甚至是精神障碍，其中最常见的是糖尿病痛苦（如挫败感、担忧、愤怒、负罪感等）和神经症性障碍（如过分焦虑、癔症性症状、恐怖症状、强迫症状、抑郁等），评估方法参见附录4-3、附录5-13、附录5-14。

（四）干预实施

1. 通过问卷评估、收集资料、分析原因、心理状态判断、制订支持计划、具体执行和持续评价，采用劝导、启发、鼓励、支持、说服等方法，进行有效倾听、积极沟通、解释建议、正向激励,以支持患者进行情感释放,学习如何有效求助和善用资源,进行连续的、动态的个体化的心理干预。

2. 定期或不定期地由糖尿病教育者实施小组干预,进行行为转变的自主性和主动性目标设定,共性化的问题解决,支持患者学习糖尿病应对、日常压力应对、情绪管理等知识和技能,从而提高患者的治疗依从性,促进糖尿病管理,提高生活质量。

3. 在有条件的情况下,选择同伴小组的方式进行干预,为患者提供持续督导、弹性化支持,对情绪障碍和适应障碍的缓解作用更持久,即由糖尿病教育者组织一批拥有丰富糖尿病自我管理知识和经验的患者担任同伴组长,支持他们教育和帮助身边的患者,引导小组内彼此聆听、讨论、互相支持,分享医务人员没有的病患知识和经验,通过增加人际交往和互动,促进积极心态,明显改善情绪障碍,其中同伴组长的正面暗示、榜样力量、善于倾听患者倾诉等作用,有利于患者摆脱低落的情绪和心态波动。

四、戒烟干预

参考糖尿病高危人群戒烟干预的内容,详见第五章第八节。

第六节 药 物 治 疗

对 2 型糖尿病患者采取降糖、降压、降脂、抗血小板等综合防治策略可显著降低心血管死亡率和全因死亡率。因此,2 型糖尿病患者管理的目标不仅仅是血糖控制,还包括血压和血脂综合控制达标,减少并发症的发生,降低致残率和早死率。

一、药物分类

1. 二甲双胍 二甲双胍是 2 型糖尿病患者的基础用药。如无禁忌证且能耐受药物者,二甲双胍应贯穿药物治疗的全程。

2. 胰岛素促泌剂 胰岛素促泌剂包括磺脲类和格列奈类药物。

3. α- 糖苷酶抑制剂。

4. 噻唑烷二酮类(TZDs)药物。

5. 胰岛素 胰岛素治疗是控制高血糖的重要手段。

6. 其他 其他降糖药物如二肽基肽酶Ⅳ（dipeptidylpeptidase Ⅳ，DPP-4）抑制剂、钠 - 葡萄糖共转运蛋白2（sodium-glucose cotransporter2，SGLT2）抑制剂、胰高糖素样肽 -1（glucagon-like peptide-1，GLP-1）受体激动剂。

二、降糖治疗

（一）治疗路径

2 型糖尿病的治疗应根据病情等综合因素进行个体化处理。生活方式干预是2 型糖尿病的基础治疗措施，应贯穿于糖尿病治疗的始终。如果单纯生活方式不能使血糖控制达标，应开始药物治疗，2 型糖尿病药物治疗的首选是二甲双胍。若无禁忌证，二甲双胍应一直保留在糖尿病的治疗方案中。不适合二甲双胍治疗者可选择 α- 糖苷酶抑制剂或胰岛素促泌剂。如单独使用二甲双胍治疗而血糖仍未达标，则可进行二联治疗，加用胰岛素促泌剂、α- 糖苷酶抑制剂、DPP-4 抑制剂、TZDs、SGLT2 抑制剂、胰岛素或 GLP-1 受体激动剂等。三联治疗：上述不同机制的降糖药物可以 3 种药物联合使用。如三联治疗控制血糖仍不达标，则应将治疗方案调整为多次胰岛素治疗（基础胰岛素加餐时胰岛素或每日多次预混胰岛素）。采用多次胰岛素治疗时应停用胰岛素促分泌剂。药物治疗路径（图 6-2）建议参照《中国 2 型糖尿病防治指南（2017 年版）》[10]。

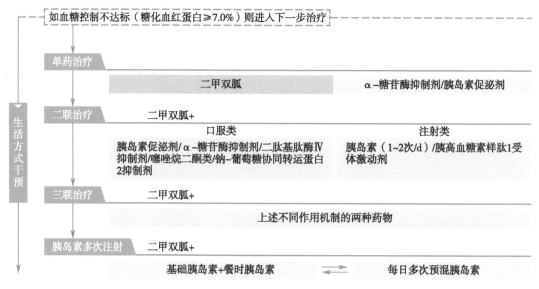

图 6-2 2 型糖尿病药物治疗简易路径

（二）药物治疗注意事项

1. 在药物治疗前应根据药品说明书进行禁忌证审查。

2. 不同类型的药物可 2 种或 3 种联用,同一类药物应避免同时使用。

3. 在使用降糖药物时,应开展低血糖警示教育,特别是对使用胰岛素促泌剂和胰岛素的患者。

4. 降糖药物应用中应进行血糖监测,尤其是接受胰岛素治疗的患者,使用药物前及用药半年到一年应监测肝肾功能。

5. 药物选择时应考虑患者经济能力。

（三）胰岛素治疗

2 型糖尿病患者经过生活方式和口服降糖药联合治疗 3 个月,若血糖仍未达到控制目标,应及时起始胰岛素治疗。2 型糖尿病患者的胰岛素起始治疗可以采用每日 1~2 次胰岛素,每日 1 次胰岛素治疗者往往需要联合应用口服降糖药物。对于 HbA1c ≥9.0% 或空腹血糖≥11.1mmol/L,同时伴明显高血糖症状的新诊断 2 型糖尿病患者,可考虑实施短期(2 周至 3 个月)胰岛素强化治疗。

根据患者具体情况,可选用基础胰岛素或预混胰岛素起始胰岛素治疗。

1. 胰岛素的起始治疗中基础胰岛素的使用

（1）基础胰岛素包括中效人胰岛素和长效胰岛素类似物。当仅使用基础胰岛素治疗时,保留原有各种口服降糖药物,不必停用胰岛素促泌剂。

（2）使用方法:继续口服降糖药治疗,联合中效人胰岛素或长效胰岛素类似物睡前注射。起始剂量为 0.1~0.3U/(kg·d)。根据患者空腹血糖水平调整胰岛素用量,通常每 3~5 天调整 1 次,根据血糖水平每次调整 1~4U,直至空腹血糖达标。

（3）如 3 个月后空腹血糖控制理想但 HbA1c 不达标,应考虑调整胰岛素治疗方案。

2. 预混胰岛素的使用

（1）预混胰岛素包括预混人胰岛素和预混胰岛素类似物。根据患者的血糖水平,可选择每日 1~2 次的注射方案。当 HbA1c 比较高时,使用每日 2 次注射方案。

（2）每日 1 次预混胰岛素:起始的胰岛素剂量一般为 0.2U/(kg·d),晚餐前注射。根据患者空腹血糖水平调整胰岛素用量,通常每 3~5 天调整 1 次,根据血糖水平每次调整 1~4U 直至空腹血糖达标。

（3）每日 2 次预混胰岛素：起始的胰岛素剂量一般为 0.2~0.4U/（kg·d），按 1 : 1 的比例分配到早餐前和晚餐前。根据空腹血糖和晚餐前血糖分别调整早餐前和晚餐前的胰岛素用量，每 3~5 天调整 1 次，根据血糖水平每次调整的剂量为 1~4U，直到血糖达标。

胰岛素注射规范见附录 6–8。

三、降压治疗

一般糖尿病合并高血压者降压目标为应低于 130/80mmHg。老年或伴严重冠心病的糖尿病患者，可采取相对宽松的降压目标值。

糖尿病患者的血压 ≥140/90mmHg 者可考虑开始药物降压治疗。血压 ≥160/100mmHg 或高于目标值 20/10mmHg 时应立即开始降压药物治疗，并可以采取联合治疗方案。5 类降压药物［血管紧张素转换酶抑制剂（angiotensin–converting enzyme inhibitor，ACEI）、血管紧张素 II 受体拮抗剂（angiotensin II receptor blocker，ARB）、利尿剂、钙通道阻滞剂、β 受体阻滞剂］均可用于糖尿病患者，其中 ACEI 或 ARB 为首选药物。

四、调脂治疗

推荐糖尿病患者以降低低密度脂蛋白胆固醇（LDL–C）作为首要目标，非高密度脂蛋白胆固醇作为次要目标。对于有明确动脉粥样硬化性心血管疾病（atherosclerotic cardiovascular disease，ASCVD）病史的患者 LDL–C 目标值为 <1.8mmol/L，无 ASCVD 病史的糖尿病患者 LDL–C<2.6mmol/L。

临床首选他汀类药物。起始宜应用中等强度他汀类药物，根据个体调脂疗效和耐受情况，适当调整剂量，若总胆固醇水平不能达标，可与其他调脂药物联合使用。LDL–C 达标后，若三酰甘油水平仍较高（2.3~5.6mmol/L），可在他汀类药物治疗的基础上加用降低 TG 药物，如贝特类（以非诺贝特首选）或高纯度鱼油制剂，并使非高密度脂蛋白胆固醇达到目标值。

第七节 糖尿病慢性并发症的筛查

一、糖尿病肾脏病变筛查

推荐确诊 2 型糖尿病后每年应至少进行 1 次肾脏病变筛查,包括尿常规、尿清蛋白/肌酐比值(UACR)和血肌酐(估算肾小球滤过率)。这种筛查方式有助于发现早期肾脏损伤,并鉴别其他一些常见的非糖尿病性肾病。

二、糖尿病足病筛查

建议所有糖尿病患者随访时应进行足部检查。包括:

1. 足外观检查(足有否畸形、胖胀、溃疡、皮肤颜色变化)。
2. 周围神经评估(踝反射、针刺痛觉、震动觉、压力觉、温度觉)。
3. 周围血管评估(足背动脉搏动)。

三、糖尿病视网膜病变筛查

2 型糖尿病患者应在诊断后进行首次综合性眼检查。随后,无糖尿病视网膜病变者,至少每 1~2 年进行复查,有糖尿病视网膜病变者,则应增加检查频率。在没有条件全面开展由眼科医师进行眼部筛查的情况下,由经培训的技术人员使用免散瞳眼底照相机,拍摄至少两张以黄斑和视乳头为中心的 45°角的眼底后极部彩色照片,进行分级诊断。

第八节 糖尿病急性并发症的识别与处理

一、低血糖

(一)识别

对非糖尿病患者来说,低血糖症的诊断标准为血糖 <2.8mmol/L。而接受药物

治疗的糖尿病患者只要血糖水平≤3.9mmol/L 就属低血糖范畴。如糖尿病患者出现交感神经兴奋（如心悸、焦虑、出汗等）或中枢神经症状（如神志改变、认知障碍、抽搐、昏迷）时应考虑低血糖的可能，应及时监测血糖。

（二）处理

糖尿病患者血糖≤3.9mmol/L，即需要补充葡萄糖或含糖食物。意识清楚者给予口服 15~20g 糖类食品（葡萄糖为佳），意识障碍者给予 50% 葡萄糖液 20~40ml 静脉注射。每 15 分钟监测血糖 1 次。如血糖仍≤3.9mmol/L，再给予 15~20g 葡萄糖口服或 50% 葡萄糖液 20~40ml 静脉注射；如血糖在 3.9mmol/L 以上，但距离下一次就餐时间在 1 小时以上，给予含淀粉或蛋白质食物；如血糖≤3.0mmol/L，继续给予 50% 葡萄糖 60ml 静脉注射。如低血糖仍未纠正，给予静脉注射 5% 或 10% 葡萄糖，意识恢复后至少监测血糖 24~48 小时。诊治流程详见图 6-3。

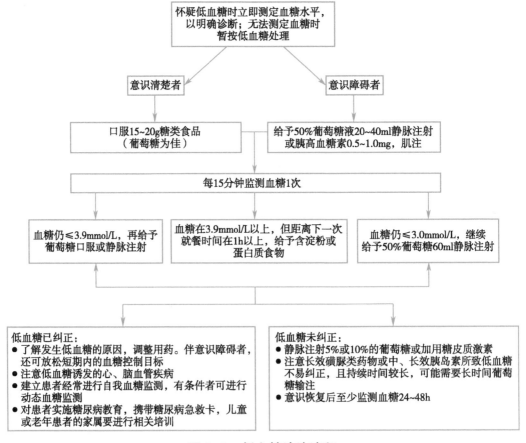

图 6-3　低血糖诊治流程

二、高血糖危象

高血糖危象包括糖尿病酮症酸中毒（diabetic ketoacidosis，DKA）和高血糖高渗综合征（hyperglycemic hyperosmolar syndrome，HHS）。临床上糖尿病患者如出现原因不明的恶心呕吐、腹痛、酸中毒、脱水、休克、神志改变、昏迷的患者，尤其是呼吸有酮味（烂苹果味）、血压低而尿量多者，且血糖≥16.7mmol/L，应考虑高血糖危象，基层医疗机构应尽快进行转诊，转诊前推荐建立静脉通道，给予静脉滴注生理盐水补液治疗。

第九节 转 诊

一、基层医疗机构上转至二级及以上医院的标准

（一）诊断困难和特殊患者

1. 初次发现血糖异常，病因和分型不明确者。

2. 儿童和青少年（年龄 <18 岁）糖尿病患者。

3. 妊娠和哺乳期妇女血糖异常者。

（二）治疗困难

1. 原因不明或经基层医生处理后仍反复发生低血糖者。

2. 血糖、血压、血脂长期治疗不达标者。

3. 血糖波动较大，基层处理困难，无法平稳控制者。

4. 出现严重降糖药物不良反应难以处理者。

（三）并发症严重

1. 糖尿病急性并发症 严重低血糖或高血糖伴或不伴有意识障碍（糖尿病酮症；疑似为 DKA、HHS 或乳酸性酸中毒）。此时需紧急转诊。

2. 糖尿病慢性并发症（视网膜病变、肾脏病变、神经病变、糖尿病足或周围血管病变）的筛查、治疗方案的制订及疗效评估在社区处理有困难者。

3. 糖尿病慢性并发症导致严重靶器官损害需要紧急救治者｛急性心脑血管疾

病、糖尿病肾脏病变导致的肾功能不全［估算肾小球滤过率<60ml/（min·1.73m）］或大量蛋白尿、糖尿病视网膜病变导致的严重视力下降、糖尿病外周血管病变导致的间歇性跛行和缺血性疼痛等］。此时需紧急治疗。

4. 糖尿病足出现皮肤颜色的急剧变化；局部疼痛加剧并有红肿等炎症表现；新发生的溃疡；原有的浅表溃疡恶化并累及软组织和骨组织；播散性的蜂窝织炎、全身感染征象；骨髓炎等。此时需紧急转诊。

（四）其他

医生判断患者需上级医院处理的情况或疾病时。

二、转回基层医疗卫生机构的标准

1. 初次发现血糖异常，已明确诊断和确定治疗方案且血糖控制比较稳定。

2. 糖尿病急性并发症治疗后病情稳定。

3. 糖尿病慢性并发症已确诊、制订了治疗方案和疗效评估，且病情已得到稳定控制。

4. 其他经上级医疗机构医生判定可以转回基层继续治疗管理的患者。

第十节　中医药治疗

近10年来，中医、中药在糖尿病的研究方面逐渐规范化、系统化，分别针对糖尿病开展了一些循证医学的研究，为2型糖尿病的防治提供了更多选择。2型糖尿病的中医药临床治疗应以辨证论治为主[10]。

1. 2型糖尿病气阴两虚证，在单独应用二甲双胍疗效不佳的基础上，建议加用口服津力达颗粒。

2. 2型糖尿病早中期肠道湿热证，建议口服葛根芩连汤。

3. 2型糖尿病早中期肝胃郁热证，建议口服大柴胡汤加减。

第十一节 自我管理与同伴支持

公民是自己健康的第一责任人,树立和践行对自己健康负责的健康管理理念,主动学习健康知识,提高健康素养,加强健康管理。倡导家庭成员相互关爱,形成符合自身和家庭特点的健康生活方式。

糖尿病是一种长期慢性疾病,患者日常行为和自我管理能力是糖尿病控制与否的关键之一。接受糖尿病自我管理教育和支持的患者,血糖控制优于未接受教育的患者,同时,拥有更积极的态度、科学的糖尿病知识及较好的糖尿病自我管理行为。糖尿病自我管理教育和支持的总体目标是支持决策制定、自我管理行为改变、解决问题和与医疗团队积极合作,从而实现糖尿病治疗的近期目标和远期目标。糖尿病治疗的近期目标是通过控制高血糖和代谢紊乱来消除糖尿病症状和防止出现急性代谢并发症,远期目标是通过良好的代谢控制达到预防慢性并发症、提高患者生活质量和延长寿命的目的。

一、糖尿病自我管理教育及支持的基本内容

1. 糖尿病的自然进程。

2. 糖尿病的临床表现。

3. 糖尿病的危害和如何防治急慢性并发症。

4. 个体化的治疗目标。

5. 个体化的生活方式干预措施。

6. 口服药、胰岛素治疗及规范的胰岛素注射技术。

7. 自我血糖监测。

8. 口腔护理、足部护理、皮肤护理的具体技巧。

9. 特殊情况应对措施(如疾病、低血糖、应激及手术)。

10. 糖尿病妇女受孕必须做到有计划,并全程监护。

11. 糖尿病患者的社会心理适应。

12. 糖尿病自我管理的重要性。

二、提供糖尿病自我管理教育和支持的关键时间点

1. 诊断时。

2. 每年的教育和年度评估时。

3. 出现新问题（健康状况、身体缺陷、情感因素或基本生活需要），影响自我管理时。

4. 治疗护理状况发生改变时。

三、同伴支持

社区是糖尿病自我管理教育和支持开展的主要场所。在自我管理教育和支持的形式方面，可以是小组形式、个体教育、支持等。虽然自我管理很大程度上依赖于患者个人能力，但其与个体所获得的社会支持密不可分。其中，可通过自我管理小组的同伴支持管理策略，来加强社区层面的支持力度。本节所指同伴支持指糖尿病患者之间的互相支持。

推荐由社区卫生服务中心、街镇卫生干部、自我管理小组组长或同伴支持骨干网络实施社区三级干预策略，同伴支持理念和技巧见附录5-16。具体包括：

1. 一级干预　通过社区卫生服务中心、街镇健康促进机构及社区自我管理小组开展糖尿病自我管理教育和支持基本内容宣传和教育，提高社区层面整体的糖尿病防治知识的传播和覆盖。

2. 二级干预　鼓励自我管理小组组长或同伴支持骨干，在社区卫生服务中心、街镇卫生干部的支持下，组织开展自我管理和同伴支持活动。具体包括覆盖糖尿病自我管理教育和支持基本内容为主题的同伴支持小组活动，以及邀请参与社区糖尿病并发症筛查和随访管理等。可邀请糖尿病患者家属一起参与，加强家庭支持水平。

3. 三级干预　针对自我管理效能低或血糖控制较差的患者，可在自我管理小组组长或同伴支持骨干的引导下，开展个性化干预指导和跟进，共同制订糖尿病行动计划（附录6-9），定期跟进和了解行为改变情况，积极邀请参与自我管理和同伴支持小组互动。行为改变是一个渐进性的过程，因此，可按照"评估——发现问题——制定具体目标——列出具体行为改变计划——实施及反馈——效果评价评估及优化健康行为改变计划"原则，在同伴支持互动小组中鼓励重点干预对象的管理。

第十二节　疫情传播期间的患者健康管理

一、社区管理要点

对于社区管理的糖尿病患者,提供健康管理服务的专业人员应当根据患者血糖控制状况,重点关注血糖控制达标情况欠佳的人群和近期新诊断的糖尿病患者,梳理下一次随访日期。重点考虑以下情况的应对:

(一)建立联络

根据疫情管理控制要求,建立适宜的患者联络方式。对于疫情控制措施降级的地区,根据医疗机构就医的有关规定,合理安排门诊/随访,及时告知管理对象。对于无法实现面对面随访的患者,特别是需要重点关注的患者,建立电话或线上沟通机制,鼓励和支持患者开展自我管理,帮助患者树立疾病管理的信心。

(二)根据防控疫情的特定环境,开展针对性指导

1. 血糖监测　掌握社区可以获得血糖监测的方法,包括社区卫生服务机构的开放检查时间、血糖检测物联网设备等。对于重点管理对象及时了解血糖监测结果。对于血糖控制差而不能获得血糖监测的患者,建议购置血糖仪。

2. 药物治疗　了解患者的配药、用药情况,对于慢性病长处方、多配药的患者,提醒做好药物管理,按时、准确服药。对于需要更换药物的患者,应当根据相应的检测结果调整用药。要开展血糖、血压、血脂的综合控制。

3. 生活方式干预　根据居家环境和生活状态,合理调整膳食和运动。既要保证充分的营养,又要开展体重管理。开展居家适宜的运动,每周推荐运动共计150分钟。提醒患者合理作息,保持心理健康。

4. 紧急情况处理　要识别和预警慢性病患者的急性并发症,比如急性心血管事件、糖尿病急性并发症等,及时处置和转诊。如果血糖过高(随机血糖≥16.7mmol/L)、反复发生低血糖、血糖波动大、急性感染等情况,应及时就医。医疗机构要在疫情防控期间,为慢性病患者的急性发作建立生命抢救通道,强化机制建设和应急响应。

(三)更新学习国家权威机构的指南和专家指导意见

学习国家专业机构和组织出台的系列科普材料,比如中国疾病预防控制中心发

布的疫情期间糖尿病患者的预防指南和膳食指导,中华医学会糖尿病学分会发布的疫情防控居家策略等。参加《国家基层糖尿病防治管理指南》的线上培训。

(四)学习掌握线上管理技巧

全国多地利用互联网诊疗发挥了独特的优势,线上门诊预约、线上 AI 问诊、线上处方、线下药品配送等满足了老百姓的就医需求。从事健康管理的专业人员要学习身边的(包括机构和老百姓常用的糖尿病管理 APP)信息化工具,借助信息技术等提高工作效率。

二、患者自我管理

糖尿病患者长期处于高血糖状态,机体防御感染的能力偏低,是各种感染的高危人群。当发生急性呼吸道传染病等疫情,因防控工作需要以居家自我健康管理为主时,应当指导患者做好以下工作:

(一)减少外出,加强防护

在良好血糖控制的基础上,加强自我防护是有效预防严重感染发生的重中之重。疫情防控期间建议减少外出,避免去人群聚集场所,保持室内空气流通。必须外出需正确佩戴口罩;咳嗽、喷嚏、流鼻涕,要用纸张或手帕遮挡;和人接触时,要保持 1 米以上的距离。外出归来、饭前便后,一定要勤洗手,涂抹肥皂后用流水洗手,或使用含 75% 乙醇的免洗洗手液,充分揉搓指尖、掌心、手背、指缝、手腕。避免洗手前碰触自己的口、眼、鼻等重要部位。

(二)合理膳食,均衡营养

糖尿病患者需要保持稳定的血糖水平,增强机体抵抗力,注重合理膳食,均衡营养,拒绝吃野味活禽,尽量清淡饮食,避免过度食用油炸食物;以低升糖指数饮食为主,避免大量淀粉类食物摄入;限制脂肪摄入,选择优质蛋白质;合理膳食搭配,选择营养合理的多样化食物,适当进食水果,餐次安排合理,养成定时、定量的良好进餐习惯。

(三)适量运动,增强体质

居家开展适宜的运动。运动种类可选择原地踏步、太极拳、木兰拳、瑜伽等中低强度的运动保证每日活动量,增强体质,每周共计 150 分钟。适当运动不仅有助于控制血糖,还能提高幸福感,改善糖尿病患者在疫情防控期间的不良情绪。需要注意的是,如果血糖过高(随机血糖 >16.7mmol/L)、反复发生低血糖、血糖波动大、急性感染等情况下,应及时就医,不建议运动。

（四）规律作息,保持心情愉悦

合理作息、不熬夜、不过劳、保持良好的睡眠,合理的作息规律可以避免抵抗力下降。同时,针对疫情端正心态,既要重视,又不恐慌。防控疫情除了戴口罩、注意卫生等诸多措施,保持乐观的心态同样重要。建议与家人好友等保持电话或视频交流,分享自己的身心状况。要时刻保持冷静,不轻信网络传言,不盲目转发未经官方证实的信息新闻,避免恐慌并避免扩散恐慌。

（五）坚持按医嘱规范用药

间断用药或暂停用药会造成血糖突然升高,甚至引起酮症酸中毒、高渗性昏迷等需要急诊治疗的糖尿病急性并发症。应在就近的社区卫生服务中心或药房配药,有条件的利用线上医疗服务。规律、坚持按医嘱规范用药至关重要。

（六）定期监测血糖,保持血糖平稳

居家期间,口服药治疗的患者,建议每周监测 2~4 次空腹或餐后 2h 血糖。使用基础胰岛素治疗的患者,建议监测晨起空腹血糖;预混胰岛素治疗的患者,建议监测晨起空腹和晚餐前血糖。无合并症的患者建议空腹血糖控制在 4.4~7.0mmol/L,非空腹血糖 <10mmol/L。有多种合并症或高龄的糖尿病患者,可以适当放宽控制范围。

（七）提高警惕,预防急性并发症

建议糖尿病患者每天测量体温、观察是否有相应症状。感染是糖尿病酮症酸中毒、高渗性昏迷的常见诱因。如果出现恶心、呕吐、腹痛、呼气有烂苹果味、乏力烦渴加重、烦躁、嗜睡等症状,做好戴口罩等保护措施后,应该立即就医。

第十三节　老年糖尿病管理

一、老年糖尿病的特点

老年糖尿病指的是年龄 ≥60 岁,包括 60 岁以前诊断和 60 岁以后诊断的糖尿病患者。老年糖尿病具有患病率高、异质性大的特点。其患病年龄、病程、身体基础健康状态、各脏器和系统功能、并发症与合并症、合并用药情况、经济状况及医疗支

持、治疗意愿、预期寿命等都存在较大差异。通常 60 岁前诊断的老年糖尿病患者病程较长，合并糖尿病慢性并发症和伴发症的比例高。60 岁以后新发的糖尿病患者症状多不典型，血糖相对易于控制，但合并代谢异常和多脏器功能受损情况多见。因此，应重视对老年糖尿病患者的全面综合评估及对并发症与伴发症的筛查。

二、老年糖尿病治疗策略

综合评估老年糖尿病患者的健康状况是确定个体化血糖控制目标和治疗策略的基础。对相对健康的老年糖尿病患者，如果仅使用低血糖风险低的口服降糖药物治疗，可以考虑将 HbA1c 控制到接近正常水平；对健康中度受损或健康状态差的老年糖尿病患者，可以酌情放宽血糖的控制目标，但应避免高血糖引发的症状和可能出现的急性并发症。

老年糖尿病患者的降糖治疗应该是在安全前提下的有效治疗。健康教育、合理饮食、安全有效的运动应该贯穿老年糖尿病治疗的全程。根据患者的降糖目标、现有血糖情况、重要脏器功能、经济承受能力等选择合理、便利、可行的降糖药物。

1. 考虑首选不易出现低血糖的口服降糖药物，如二甲双胍、α- 糖苷酶抑制剂、DPP-4 抑制剂等。对使用上述药物血糖难以控制达标，且患者自我管理能力较强，低血糖风险可控的患者，可酌情选用胰岛素促泌剂，包括磺脲类药物和餐时血糖调节剂。

2. 尽量避免使用降糖效果很强、作用时间很长、低血糖纠正困难，可能给患者带来严重不良后果的药物如格列本脲。要根据患者特定的身体状况避免使用可能对患者有潜在不良影响的药物。

3. 肾功能不全的患者要慎用主要从肾脏排泄的药物；心力衰竭的患者要慎用加重心脏负荷的药物；骨质疏松的患者要慎用影响骨代谢的药物；严重缺氧状态下要慎用双胍类药物。此外，在进行相关的影像检查必须使用造影对比剂前后，要鼓励患者多饮水，并短期停用二甲双胍。

4. 使用胰岛素时，要充分考虑到患者胰岛素治疗的获益、使用的便利性及可能出现的问题，以及患者的视力、双手精细配合操作的能力、出现低血糖时的自我应对能力等因素。

5. 老年患者在控制血糖的同时也要重视血压和血脂的管理，分层管理方案见表 6-4。

表6—4　根据患者健康状况分层的老年糖尿病患者血糖、血压、血脂的治疗建议

患者临床特点/健康状况	评估	合理的HbA1c目标/%[a]	空腹或餐前血糖/mmol·L^-1	睡前血糖/mmol·L^-1	血压/mmHg	血脂
健康(合并较少的慢性疾病,完整的认知和功能状态)	较长的预期寿命	<7.5	5.0~7.2	5.0~8.3	<140/90	使用他汀类药物,除非有禁忌证或不能耐受
复杂/中等程度的健康(多种并存的慢性疾病[b],或2项以上的日常活动能力受损,或轻到中度的认知功能障碍)	中等长度的预期寿命,高治疗负担,低血糖风险较高,跌倒风险高	<8.0	5.0~8.3	5.6~10.0	<140/90	使用他汀类药物,除非有禁忌证或不能耐受
非常复杂/健康状况较差(需要长期护理,慢性疾病终末期[c],或2项以上的日常活动能力受损,或轻到中度的认知功能障碍)	有限的预期寿命,治疗获益不确定	<8.5	5.6~10.0	6.1~11.1	<150/90	评估使用他汀类药物的获益(二级预防为主)

注:此表为老年糖尿病患者的血糖、血压、血脂控制目标的共识框架。患者的临床特点分类是公认的概念,但并不是所有患者都可以进行精确的分类。患者和照顾者的意愿也是制订治疗个体化方案的重要参考因素。需要注意的是,患者的健康状态和意愿是可以随时间而改变的;HbA1c:糖化血红蛋白;[a]更低的HbA1c治疗目标仅适用于没有反复或严重低血糖,或没有治疗负担的个体;[b]并存的慢性疾病需要达到药物或生活方式干预的程度,包括关节炎、肿瘤、充血性心力衰竭、抑郁、肺气肿、跌倒、高血压、失禁、3期以上慢性肾病、心肌梗死、脑卒中。多种,指至少3种;[c]实际上许多患者有5种以上的慢性疾病;[c]单一的终末期慢性疾病,如3~4期充血性心力衰竭、氧依赖性肺疾病,需要透析的慢性肾病,不能控制的转移癌,可导致明显的症状或功能受损,明显减少预期寿命。HbA1c 8.5% 相当于平均血糖水平 11.1mmol/L。不推荐更宽松的超过 8.5% 的 HbA1c 控制目标,因为患者会更频繁地暴露于高血糖高渗状态,脱水,高血糖危象,如尿糖,导致急性并发症,伤口不愈合的发生风险增加;1mmHg=0.133kPa。

第十四节　青少年糖尿病管理

一、青少年糖尿病的特点

近年来,我国儿童和青少年糖尿病发病率明显上升。2型糖尿病的患儿一般有家族史、体型肥胖、起病隐匿、症状不明显、多无需使用胰岛素治疗,或同时伴发黑棘皮症、高血压、血脂异常、PCOS、脂肪肝等。儿童和青少年2型糖尿病与1型糖尿病主要通过临床特征进行鉴别。此外,在该人群中,还应关注特殊类型糖尿病。

二、青少年糖尿病治疗策略

青少年糖尿病治疗的总体目标是通过饮食控制和体育锻炼取得和维持标准体重,使血糖处于正常水平,同时改善高血压、高血脂、非酒精性脂肪肝等代谢紊乱,防止和延缓慢性并发症的发生。不仅针对2型糖尿病患儿个体进行健康和心理教育,同时更要对患儿家庭成员进行糖尿病相关知识的普及。合理的生活方式对病情的控制尤为重要,包括饮食和运动的治疗。在生活方式干预不能很好控制血糖时,需起始药物治疗,可以单用二甲双胍或胰岛素,也可两者联合使用,根据血糖控制情况,采用基础胰岛素或餐时胰岛素治疗。如果出现严重高血糖,酮症/酮症酸中毒则采用胰岛素治疗。目前还没有足够的研究证明其他的口服降糖药可以用于儿童。

第十五节　孕期糖尿病管理

一、妊娠期糖尿病

妊娠期糖尿病包括GDM、妊娠期显性糖尿病及孕前糖尿病(PGDM)。其中GDM是指妊娠期间发生的不同程度的糖代谢异常,但血糖未达到显性糖尿病的水平。诊断标准为孕期任何时间行 75gOGTT, 5.1mmol/L ≤空腹血糖 <7.0mmol/L, OGTT1h 血糖 ≥10.0mmol/L, 8.5mmol/L ≤OGTT2h 血糖 <11.1mmol/L, 上述血糖值之一达标即诊断为 GDM。妊娠期显性糖尿病也称妊娠期间的糖尿病, 指孕期任何时间被发现且达到非孕人群糖尿病诊断标准: 空腹血糖 ≥7.0mmol/L 或糖负荷后 2h 血糖 ≥11.1mmol/L 或随机血糖 ≥11.1mmol/L。PGDM 指孕前确诊的 1 型、2 型或特殊类型糖尿病。

二、孕期糖尿病筛查

孕期高血糖危险人群包括: 有 GDM 史、巨大儿分娩史、肥胖、PCOS、一级亲属糖尿病家族史、早孕期空腹尿糖阳性者、无明显原因的多次自然流产史、胎儿畸形史及死胎史、新生儿呼吸窘迫综合征分娩史者等。第一次产检即应筛查血糖, 如果空腹血糖 ≥7.0mmol/L 和 / 或随机血糖 ≥11.1mmol/L, 或 75gOGTT2h 血糖 ≥11.1mmol/L, 无三多一少症状者不同日 (应在 2 周内) 重复测定, 可诊断为妊娠期显性糖尿病。具有 GDM 高危因素, 如第一次产检评价血糖正常, 则于孕 24~28 周进行 75gOGTT, 必要时孕晚期再次评价。

三、孕期糖尿病治疗策略

生活方式改变是孕期糖尿病治疗的基础, 妊娠期间的饮食原则为既能保证孕妇和胎儿能量需要, 又能维持血糖在正常范围, 而且不发生饥饿性酮症。尽可能选择低升糖指数的碳水化合物。应实行少量多餐制, 每日分 5~6 餐。妊娠期糖尿病患者食谱推荐见附录 6-10。鼓励孕期运动, 包括有氧运动和抗阻运动。每次运动时间小于 45 分钟。

如果生活方式干预不能达到治疗目标, 应该加用药物治疗。怀孕时首选药物是胰岛素, 所有口服药物均缺乏长期安全性的数据。

第十六节 管理绩效评价

本节管理绩效评价方法和评价指标供健康管理机构参考使用。

一、年度评估

在年内随访管理信息的基础上,依据《糖尿病患者管理评估标准》对管理的糖尿病患者进行综合评估。内容包括糖尿病控制、危险因素进展、糖尿病并发症等情况,完成《初诊和年度评估表》(附录 6-1)。对上一年度慢性病自我管理效能不合格的患者,应再次评估并完成《自我管理效能评估表》(附录 6-2)。根据患者上述评估结果调整下一年度的管理类别。对因相关信息缺失无法确定其管理类别的患者,下一年度延用上一年度的管理类别进行管理。

二、过程评价指标

1. 糖尿病患者健康管理率 年内纳入社区管理和 / 或完成健康管理信息登记的糖尿病患者人数占该区 / 县 / 社区糖尿病患者估算总数的比例。有条件开展信息化管理的地区计算该指标时建议将健康管理信息登记完成纳入考量。

糖尿病患者健康管理任务完成率:

计算公式:年内已纳入管理糖尿病患者人数 / 该地区糖尿病患者估算数 ×100%。

2. 糖尿病前期患者健康管理率 年内已纳入管理的糖尿病前期患者人数占该区(县)社区糖尿病前期患者估算总数的比例。

计算公式:年内建档且年内至少随访一次并检测血糖的糖尿病前期人数 / 该地区糖尿病前期患者估算数 ×100%。

其中,血糖检测推荐:HbA1c(优先);空腹血糖(其次);非空腹血糖(最后)。

3. 糖尿病患者规范管理率 年内管理的糖尿病患者人数中按要求进行健康管理的比例。

计算公式:按照要求进行糖尿病患者健康管理的人数 / 年内管理糖尿病患者人数 ×100%。

4. 糖尿病患者 HbA1c 检测率 年内管理的糖尿病患者中当年至少检测过 1 次糖化血红蛋白的比例。

计算公式:1 年内至少检测过 1 次糖化血红蛋白的糖尿病患者人数 / 年内管理糖尿病患者人数 ×100%。

5. 糖尿病患者并发症规范检查率 已管理的糖尿病患者中年内接受过视网膜

病变检查、足部检查（至少完成 10g 尼龙丝触觉检查和 128Hz 音叉震动觉检查）、肾脏任意一项并发症检查的人数占年内纳入社区健康管理的糖尿病患者人数比例。

计算公式：年内接受过视网膜病变、足部检查或肾脏任意一项并发症检查的糖尿病患者人数 / 已管理的糖尿病患者人数 ×100%。

三、效果评价指标

1. 糖尿病知晓率　流行病学调查确定的糖尿病人群中，在调查测量血糖前即知道自己患有糖尿病者（经过有资质的医疗机构或医生诊断）所占的比例。

计算公式：明确知道被医疗机构或医生诊断过患有糖尿病者 / 调查确定的所有糖尿病患者总数 ×100%。

2. 糖尿病患者管理人群年度血糖控制率　年内纳入管理的糖尿病患者中血糖控制合格的比例。

计算公式：年内纳入管理的糖尿病对象血糖控制合格人数 / 年内纳入管理糖尿病患者人数 ×100%。评估血糖控制合格标准：当年规范管理对象最近一次 HbA1c 检测达标。如年内未检测 HbA1c，则血糖检测次数中 75% 及以上达标为血糖控制合格。

血糖控制目标：糖化血红蛋白 <7.0%（优先）；空腹血糖 4.4~7.0mmol/L（其次）；非空腹血糖 <10.0mmol/L（最后）。

已管理指建立健康档案和面对面管理 / 随访的管理对象。

附　录

附录 3-1　糖尿病健康管理信息登记表

一、基本信息

共同		
A1	姓名	
A2	性别	1）男性　2）女性
A3	出生日期	年　月　日
A4-1	身份证件类别	1）居民身份证 2）居住证 3）军官证（士兵证）
A4-2	身份证件号码	
A5-1	户籍地址 - 省（自治区、直辖市）	12 位统计用区划代码和城乡划分代码
A5-2	户籍地址 - 市（地区）	12 位统计用区划代码和城乡划分代码
A5-3	户籍地址 - 县（区）	12 位统计用区划代码和城乡划分代码
A5-4	户籍地址 - 乡（镇、街道）	12 位统计用区划代码和城乡划分代码
A5-5	户籍地址 - 村、居委	12 位统计用区划代码和城乡划分代码
A5-6	户籍地址 - 详细地址	
A6-1	居住地址 - 省（自治区、直辖市）	12 位统计用区划代码和城乡划分代码
A6-2	居住地址 - 市（地区、州）	12 位统计用区划代码和城乡划分代码

A6–3	居住地址 – 县（区）	12 位统计用区划代码和城乡划分代码
A6–4	居住地址 – 乡（镇、街道）	12 位统计用区划代码和城乡划分代码
A6–5	居住地址 – 村、居委	12 位统计用区划代码和城乡划分代码
A6–6	居住地址 – 详细地址	
A7–1	移动电话	
A7–2	固定电话	
A8–1	医疗保险类别	1）具有本市干保局方面的医疗费用承担 2）城镇职工基本医疗保险 3）城镇居民基本医疗保险 4）新型农村合作医疗 5）贫困救助 6）商业医疗保险 7）全公费 8）全自费 9）军队的医疗费用承担 10）具有协同关系的本市以外地区社会医保的费用承担 11）其他
A8–2	就医卡类型	1）社保卡 2）医保卡 3）新农合卡 4）健康卡
A8–3	就医卡号	
A9	民族	GB 3304—1991 中国各民族名称的罗马字母拼写法和代码
A10–1	职业	GB/T 6565—2009 职业分类与代码
A10–2	从业状况	1）学生 2）无业人员 3）退（离）休人员 4）其他

A11	文化程度	1）研究生 2）大学本科 3）大学专科 4）中等职业 5）普通高级中学 6）初级中学 7）小学 8）其他
A12	婚姻	1）未婚 2）已婚 3）丧偶 4）离婚

二、疾病既往史

B1	高血压病	1）有,疾病分型：1：原发性　2：继发性 诊断日期＿＿＿年＿＿＿月 2）无
B2	动脉粥样硬化性心脑血管病	1）有　2）无
B3	房颤史	1）有　2）无
B4	脑卒中史	1）有　2）无
B5	短暂性脑缺血发作（TIA）史	1）有　2）无
B6	糖尿病前期	1）有,疾病分型：a：IGT　b：IFG 诊断日期 ＿＿＿年＿＿＿月　2）无
B7	糖尿病	1）有,疾病分型：1：1 型 2：2 型 3：妊娠糖尿病 4：其他　诊断日期＿＿＿年＿＿＿月 2）无
B8	一过性类固醇糖尿病	1）有　2）无
B9	巨大儿生产史	1）有（性别为：女性填写）　2）无
B10	多囊卵巢综合征（PCOS）	1）有（性别为：女性填写）　2）无
B11	恶性肿瘤史	1）有　2）无

三、疾病行为和危险因素信息

C1-1	家族史 1	1）有　2）无→ B13
C1-2	与患者家庭关系（可多选）	1）子 2）女 3）父亲 4）母亲 5）祖父母或外祖父母 6）兄弟姐妹
C1-3	家族史 2（可多选）	1）高血压 2）糖尿病 3）冠心病 4）慢性阻塞性肺疾病 5）恶性肿瘤 6）脑卒中
C2	吸烟	1）现在每天吸 2）现在吸，但不是每天 3）过去吸，现在不吸 4）从不吸
C3	饮酒	1）从不 2）偶尔 3）经常（饮白酒量≥100ml/ 次，每周≥4 次） 4）每天（饮白酒量≥100ml/d）
C4	饮食习惯	1）荤素均衡 2）荤食为主 3）素食为主 4）嗜盐 5）嗜油 6）嗜糖
C5	静坐（息）生活方式（未达到每周 150 分钟中等强度活动）	1）是　2）否
C6	很少参加体育活动	1）是　2）否
C7	长期接受抗精神病药物和 / 或抗抑郁症药物治疗	1）是　2）否
C8	收缩压介于 130~139mmHg 之间和 / 或舒张压介于 85~89mmHg	1）是　2）否
C9	血脂异常或接受调脂治疗	1）是　2）否
C10	超重或肥胖	1）是　2）否
C11	中医体质分型	1）平和质　2）气虚质　3）阳虚质　4）阴虚质 5）痰湿质　6）湿热质　7）血瘀质　8）气郁质 9）特秉质

四、体格检查

D1	体重 /kg	
D2	身高 /cm	
D3	BMI	
D4	腰围 /cm	
D5-1	收缩压 /mmHg	
D5-2	舒张压 /mmHg	

五、实验室检查（化验单或信息平台推送的信息）

E1-1	空腹血糖 /mmol·L^{-1}	
E1-2	随机血糖 /mmol·L^{-1}	
E1-3	餐后 2h 血糖 /mmol·L^{-1}	
E2-1	糖化血红蛋白 /%	
E3-1	总胆固醇 /mmol·L^{-1}	
E3-2	三酰甘油 /mmol·L^{-1}	
E3-3	高密度脂蛋白胆固醇 /mmol·L^{-1}	
E3-4	低密度脂蛋白胆固醇 /mmol·L^{-1}	

六、评估结果

F1	存在的健康风险	1）有（列举）　2）无
F2	人群分类（可多选） （1 与 2、3 不可共选）	1）健康人群 2）高危人群（a 糖尿病高危人群、b 糖尿病前期人群） 3）2 型糖尿病患者

七、登记信息管理

G1	管理状态	1）继续随访（下次随访日期） 2）失访（死亡、搬迁、拒访、其他）
G2	死亡日期	
G3	直接死亡原因	
G4	根本死亡原因	
G5	管理信息表编号	
G6	登记医生	
G7	医生所属机构	
G8	登记日期	年　月　日

注：1mmHg=0.133kPa。

附录 4-1　一般人群食谱推荐

男，45 岁，身高 175cm，体重 70kg，轻体力劳动，空腹血糖 4.5mmol/L，餐后 2h 血糖 5.3mmol/L。

1. 标准体重

$$身高（cm）-105= 标准体重（kg）$$

该男性的标准体重为：175-105=70kg

2. BMI

体重（kg）/ 身高（m）^{2}=22.9kg/m^2，为健康体重

成年人不同劳动强度每千克体重所需热量表

劳动强度	举例	/kcal·kg^{-1}·d^{-1}		
		消瘦	正常	肥胖
卧床	—	20~25	15~20	15
轻体力劳动	办公室工作、教师、售货员、简单家务或与其相当的活动量	35	30	20~25
中体力劳动	学生、外科医生、体育教师、司机、一般农活或与其相当的活动量	40	35	30
重体力劳动	搬运工、建筑工、冶炼工、运动员、舞蹈者、重农活或与其相当的劳动量	45	40	35

3. 该男子全天膳食热量，根据轻体力劳动所需热量 30kcal/（kg·d）的标准计算：

$$70×30kcal/（kg·d）=2\ 100kcal$$

4. 普通健康人营养食谱设计　食物种类多样，营养均衡合理。每天食物种类不少于 12 种，每周不少于 25 种。基于膳食纤维可降低肥胖、2 型糖尿病、心血管疾病的可能风险。建议我国成年人（19~50 岁）膳食纤维的摄入量为 25~30g/d，并鼓励每日至少全天谷物的 1/3 为全谷物食物，蔬菜水果摄入量至少达到 500g 以上。成年人每日膳食营养建议，请参考第四章第二节营养指导、第五章第五节营养干预的

具体内容。食物的烹调方法多选择以水或蒸汽作传热媒介的蒸、煮、焖、炖、氽、涮、灼、煨、焯、拌等低温烹调方法,尽量减少煎、炸、烧、烤类高温烹调的食物。

一般人群一日食谱举例(2 100kcal)

餐次	食物名称	原料名称及净重/g
早餐	全麦馒头	全麦粉 100
	牛奶、鸡蛋	去皮鸡蛋 55　全脂牛奶 240
	海米、豆干、炒香芹	海米 5　香芹 100　豆干 25　植物油 4　盐 0.5
	脐橙	脐橙肉 100
午餐	糙米饭	糙米 70　小米 30
	土豆烧牛肉丸	瘦牛肉(牛背肉)50　土豆 50　姜蒜各 5　植物油 5　盐 1
	香菇炒油菜	鲜香菇 50　油菜 120　植物油 4　盐 1
	海带冬瓜汤	水发海带 30　冬瓜 50　香菜 3　植物油 4　盐 0.5
加餐	杏仁奶昔	原味酸奶 130　蜂蜜 5　大杏仁 8
晚餐	烙饼、山药	烙饼 100　山药 100
	虾仁白菜炖豆腐	虾仁 40　豆腐 50　小白菜 80　植物油 4　盐 1
	鲜蘑烩丝瓜	丝瓜 100　鲜蘑 50　淀粉 5　植物油 4　盐 1
	草莓	草莓 100

注:食谱热量 2 100kcal,蛋白质 83.8g,占比 15.9%;脂肪 62.4g,占比 26.6%;碳水化合物 302g,占比 57.4%,用盐量 5g。

附录 4-2　一般人群的运动方案推荐

一般人群的运动方案推荐	
有氧运动	
运动强度	中等强度（达到 40%~60% 心率储备）　　　较大强度（达到 60%~80% 心率储备）
运动频率	≥5 天 / 周　　　　　　　　　　　　　　≥3 天 / 周
运动方式	慢跑、快走、游泳、骑自行车、跳舞、球类运动等
抗阻运动	
运动强度	40%~80%1-RM
运动频率	2~3 次 / 周（非相邻日）
运动方式	可采取社区健身器械活动、举重、哑铃、弹力带、俯卧撑等
柔韧性练习	
运动强度	拉伸到拉紧或稍微不适状态（出现微微酸痛感）
运动频率	≥3 天 / 周（最好每天练习）
持续时间	静力性拉伸，每次保持 10~30 秒，重复 2~4 次，至少 10min/d
运动方式	对所有肌肉、肌腱单元进行系列的牵伸，如器械上牵拉等
平衡、协调练习	
运动强度	与有氧运动结合
运动频率	每周 2~3 次
持续时间	每次 20~30 分钟
运动方式	闭眼单脚站、太极拳、瑜伽、气功、舞蹈及球类运动等

注：1. 有氧运动的运动强度可用储备心率估算：
　　　储备心率 =220- 年龄 - 安静心率；
　2. 无氧运动的运动强度 1-RM：指在保持正确姿势且没有疲劳感的情况下，一个人一次能举起的
　　　最大重量。

附录 4-3　状态－特质焦虑问卷（STAI）

指导语：下面列出的是一些人们常常用来描述他们自己的陈述，请阅读每一个陈述，然后在右边适当的圈上打钩来表示你现在最恰当的感觉，也就是你此时此刻最恰当的感觉。没有对或错的回答，不要对任何一个陈述花太多的时间去考虑，但所给的回答应该是你现在最恰当的感觉。

陈述	完全没有	有些	中等强度	非常明显
*1. 我感到心情平静	①	②	③	④
*2. 我感到安全	①	②	③	④
3. 我是紧张的	①	②	③	④
4. 我感到紧张束缚	①	②	③	④
*5. 我感到安逸	①	②	③	④
6. 我感到烦乱	①	②	③	④
7. 我现在正烦恼,感到这种烦恼超过了可能的不幸	①	②	③	④
*8. 我感到满意	①	②	③	④
9. 我感到害怕	①	②	③	④
*10. 我感到舒适	①	②	③	④
*11. 我有自信心	①	②	③	④
12. 我觉得神经过敏	①	②	③	④
13. 我极度紧张不安	①	②	③	④
14. 我优柔寡断	①	②	③	④
*15. 我是轻松的	①	②	③	④
*16. 我感到心满意足	①	②	③	④
17. 我是烦恼的	①	②	③	④
18. 我感到慌乱	①	②	③	④
*19. 我感觉镇定	①	②	③	④
*20. 我感到愉快	①	②	③	④

注：*该项反序计分。

指导语:下面列出的是一些人们常常用来描述他们自己的陈述,请阅读每一个陈述,然后在右边适当的圈上打钩,来表示你经常的感觉。没有对或错的回答。不要对任何一个陈述花太多的时间去考虑,但所给的回答应该是你平常所感觉到的。

陈述	几乎没有	有些	经常	几乎总是如此
*21. 我感到愉快	①	②	③	④
22. 我感到神经过敏和不安	①	②	③	④
*23. 我感到自我满足	①	②	③	④
*24. 我希望能像别人那样高兴	①	②	③	④
25. 我感到我像衰竭了一样	①	②	③	④
*26. 我感到很宁静	①	②	③	④
*27. 我是平静的、冷静的和泰然自若的	①	②	③	④
28. 我感到困难——堆集起来,因此无法克服	①	②	③	④
29. 我过分忧虑一些事,实际这些事无关紧要	①	②	③	④
*30. 我是高兴的	①	②	③	④
31. 我的思想处于混乱状态	①	②	③	④
32. 我缺乏自信心	①	②	③	④
*33. 我感到安全	①	②	③	④
*34. 我容易作出决断	①	②	③	④
35. 我感到不合适	①	②	③	④
*36. 我是满足的	①	②	③	④
37. 一些不重要的思想总缠绕着我,并打扰我	①	②	③	④
38. 我产生的沮丧是如此强烈,以致我不能从思想中排除它们	①	②	③	④
*39. 我是一个镇定的人	①	②	③	④
40. 当我考虑我目前的事情和利益时,我就陷入紧张状态	①	②	③	④

注:* 该项反序计分。

评定方法:

由受试者自我评定来完成,受试者根据指导语逐题圈出答案,一般需要具有初中以上文化水平,可用于个人或集体测试。测试无时间限制,一般 10~20 分钟完成。

项目及评定标准：

STAI 含两个分量表：状态焦虑问卷（S–AI）和特质焦虑问卷（T–AI），各有 20 项。S–AI（1~20 题）中，半数为描述负性情绪的条目，半数为正性情绪条目，主要用于评定即刻的或最近某一特定时间或情景的恐惧、紧张、忧虑及神经质的体验或感受，可用来评价应激情况下的状态焦虑。

T–AI（21~40 题）中，11 项为描述负性情绪条目，9 项为正性情绪条目，用于评定人们经常的情绪体验。

计分方法：STAI 每项均为 1~4 级评分。S–AI 的分级标准为：1– 完全没有；2– 有些；3– 中等程度；4– 非常明显。T–AI 的分级标准为：1– 几乎没有；2– 有些；3– 经常；4– 几乎总是如此。凡正性情绪项目（1、2、5、8、10、11、15、16、19、20、21、23、24、26、27、30、33、34、36、39 项，在计分单上标 * 号）均为反向计分，即按上述顺序依次评为 4、3、2、1 分。如此设计的目的是使问卷本身心理诱导作用降到最低限度，自动纠正自评者夸大或缩小其主观感觉的倾向。

评定标准：根据表格总分超过该值，可认为是异常。

分量表	19~39 岁		40~49 岁		50~69 岁	
	男	女	男	女	男	女
状态（S–AI）1~20 题总分 / 分	56	57	55	58	52	47
特性（T–AI）21~40 题总分 / 分	53	55	51	53	50	43

附录 5-1　糖尿病高危人群登记表

序号	姓名	性别	年龄 / 岁	家庭住址 __街道（乡镇） __路__号__室	电话	高危因素	健康教育 时间 / 月

附录 5-2 糖尿病高危人群筛查结果记录表

糖尿病高危筛查		
A1-1	初筛方法	1）糖尿病风险评分 2）空腹血糖
A1-2	初筛结果	1）风险评分值 2）空腹血糖 测量方式 1）末梢血数值 /mmol·L^{-1} 2）血浆数值 /mmol·L^{-1}
A2	诊断试验检查结果	1）空腹血糖 /mmol·L^{-1} 2）OGTT2h/mmol·L^{-1}
A3	筛查结果	1）葡萄糖耐量正常 2）糖尿病前期 3）糖尿病
A4	筛查日期	年　月　日

附录 5-3　鱼虾类的脂肪含量及脂肪酸组成（以 100g 可食部计）

名称	脂肪 /g	饱和脂肪酸 /g	单不饱和脂肪酸 /g	多不饱和脂肪酸 /g
鲤鱼	4.1	0.8	1.3	0.6
青鱼	4.2	1.5	1.3	0.4
草鱼	5.2	1.0	1.4	0.9
银鱼	4.0	1.0	1.1	1.5
鲢鱼	3.6	0.8	1.0	0.5
鳙鱼	2.2	0.5	0.6	0.3
鲫鱼	2.7	0.5	0.8	0.5
海鳗	5.0	1.2	1.4	0.8
黄鱼	2.5	0.7	0.7	0.3
沙丁鱼	1.1	0.3	0.2	0.3
鲈鱼	3.4	0.8	0.8	0.6
鲳鱼	7.3	2.1	2.3	0.5
鲐鱼	7.4	2.2	1.7	1.3
鲑鱼	7.8	2.0	4.3	0.7
鲅鱼	3.1	0.8	0.8	0.6
带鱼	4.9	1.5	1.3	0.4
对虾	0.8	0.2	0.1	0.2
基围虾	1.4	0.3	0.3	0.4
河虾	2.4	0.6	0.9	0.2
海蟹	2.3	0.5	0.6	0.5
河蟹	2.6	0.5	0.6	0.4
鲍鱼	0.8	0.3	0.1	0.1
蛏子	0.3	0.1	0.0	0.1
河蚌	0.8	0.1	0.1	0.3
牡蛎	2.1	0.6	0.3	0.5
贻贝	1.7	0.6	0.3	0.2
扇贝	0.3	0.1	0.0	0.1
花蛤	0.4	0.2	0.0	0.2

附录 5-4　禽类的脂肪含量及脂肪酸组成
（以 100g 可食部计）

名称	脂肪 /g	饱和脂肪酸 /g	单不饱和脂肪酸 /g	多不饱和脂肪酸 /g
鸡	9.4	3.1	3.7	2.2
鸭	19.7	5.6	9.3	3.6
鹅	19.9	5.5	10.2	3.1
鸽	14.2	3.3	8.3	1.8
鸡肝	4.8	1.7	1.1	0.6
鸡心	11.8	2.7	4.0	2.7
鸭皮	50.2	14.9	27.7	4.7
鸭肝	7.5	2.8	2.0	0.8
鸭心	8.9	2.2	3.7	1.1
鹅肝	3.4	1.6	0.5	0.3
鹌鹑	3.1	1.1	1.0	0.8

附录 5-5　蛋类的脂肪含量及脂肪酸组成
（以 100g 可食部计）

名称	脂肪 /g	饱和脂肪酸 /g	单不饱和脂肪酸 /g	多不饱和脂肪酸 /g
鸡蛋（白皮）	9.0	2.7	3.4	1.2
鸡蛋（红皮）	10.5	6.8	1.8	0.1
鸭蛋黄	33.8	7.8	16.0	2.1
松花蛋	10.7	2.8	5.0	1.2
咸鸭蛋	12.7	3.7	5.4	1.1
鹅蛋	15.6	4.5	7.2	1.0
鹅蛋黄	26.4	7.2	12.6	1.7
鹌鹑蛋	11.1	4.1	4.1	1.0

附录 5-6　畜类的脂肪含量及脂肪酸组成（以 100g 可食部计）

名称	脂肪 /g	饱和脂肪酸 /g	单不饱和脂肪酸 /g	多不饱和脂肪酸 /g
猪肉（后臀尖）	30.8	10.8	13.4	3.6
牛肉（代表值）	8.7	4.1	3.5	0.3
羊肉（代表值）	6.5	4.2	2.4	0.8
猪肉（代表值）	30.1	10.8	13.3	2.1
猪肉（瘦）	7.5	3.0	3.6	0.5
猪肉（fat12g）	11.7	4.1	5.2	1.0
猪肉（后肘）	28.0	9.4	11.6	3.1
猪蹄	18.8	6.3	7.8	2.1
猪肉（里脊）	7.9	2.7	3.3	0.9
猪肝	4.7	2.1	1.3	0.1
猪肾	8.1	2.9	2.1	1.0
猪脑	9.8	2.4	2.7	0.4
猪肚	3.5	1.8	0.9	0.1
牛肉（肋条）	5.4	2.5	2.1	0.2
牛肉（后腿）	2.0	0.9	0.8	0.1
牛肉（里脊）	0.9	0.4	0.3	0.0
牛肉（前腿）	1.8	0.8	0.7	0.1
牛肉（瘦）	3.1	1.4	1.3	0.1
牛肚	1.6	0.7	0.6	0.1
牛肝	3.9	1.6	0.8	0.5
牛肾	2.4	1.0	0.5	0.3
羊肉（里脊）	1.6	0.7	0.6	0.2
羊肉（后腿）	3.2	1.4	1.1	0.4
羊肉（前腿）	14.6	5.9	6.1	0.8
羊肚	3.4	0.9	1.5	0.7
羊肝	3.6	1.3	1.2	0.3
羊脑	10.7	2.3	2.4	1.3
羊肾	2.8	0.3	0.9	0.8

附录 5-7　部分蔬菜或菌藻类食物的膳食纤维含量（以 100g 可食部计）

食物名称	膳食纤维 /g	食物名称	膳食纤维 /g
大白菜（白口）	1.0	毛豆（青豆、菜用大豆）	4.0
大白菜（青口）	1.8	扁豆	4.4
小白菜	1.1	四季豆（菜豆、芸豆）	4.7
油菜	2.0	黄豆芽	3.6
菠菜	1.7	马铃薯（土豆、洋芋）	1.2
甘蓝（圆白菜 / 卷心菜）	1.0	白萝卜	1.8
芹菜（茎）	1.3	海带（干）	6.1
茄子	1.3	紫菜（干）	21.6
辣椒（青、尖）	2.5	银耳（干）	30.4
韭菜	3.3	香菇（干）	31.6
黄瓜（胡瓜）	0.5	香菇（冬菇）	3.3
南瓜（倭瓜、番瓜）	0.8	松蘑（干）	47.8
冬瓜	1.1	蘑菇（干）	21.0
藕（莲藕）	2.6	木耳（干）	29.9
豆角	2.1	金针菇	2.7
胡萝卜	3.2	丝瓜	1.7
青萝卜	2.7	大葱	2.4

附录 5-8　常见水果的碳水化合物及膳食纤维含量（以 100g 可食部计）

食物名称	碳水化合物 /g	膳食纤维 /g	食物名称	碳水化合物 /g	膳食纤维 /g
苹果	11.8	1.2	柚	9.5	0.4
梨	13.1	3.1	柿	18.5	1.4
苹果梨	13.9	2.3	柑橘	10.3	0.4
桃	10.1	1.3	芭蕉	28.9	3.1
鲜枣	30.5	1.9	红果（大山楂）	25.1	3.1
葡萄	12.0	0.4	西梅	10.3	1.5
香蕉	22.0	1.2	榴莲	28.3	1.7
石榴	18.7	4.8	火龙果	13.3	1.6
李子	8.7	0.9	樱桃	10.2	0.3

附录 5-9　常见高盐食物（以 100g 食物计）

食物名称	盐含量 /g	食物名称	盐含量 /g
鸡精	47.9	扒鸡	2.5
味精	20.7	九制梅肉	2.4
辣椒酱	20.4	鱼丸	2.2
老抽	17.5	沙拉酱	1.9
生抽	16.2	龙须面	1.8
豆瓣酱	15.3	饼干（咸）	1.8
酱油	14.6	豆腐干	1.7
虾米	12.4	葵花子（熟）	1.6
榨菜	10.8	山楂脯	1.6
腐乳（红）	7.8	油条	1.5
咸鸭蛋	6.9	奶酪	1.5
甘草杏	6.5	蚕豆（炸）	1.4
鱼片干	5.9	春卷（素馅）	1.4
甜面酱	5.3	比萨饼（夹奶酪）	1.3
盐水鸭（熟）	4.0	午餐肉	1.3
草鱼（熏）	3.3	咸面包	1.3
方便面	2.9	薯片	1.3

附录 5-10　糖尿病高危人群运动方案建议

运动种类	运动方式	运动强度、时间与频率
有氧运动	步行、慢跑、走跑交替、广场舞、广播操、健身保健操、上下楼梯、游泳、自行车、功率自行车、跑步机、跳绳、划船、滑雪、太极拳（剑）、养身功法等	每周进行最少 150 分钟中等强度身体活动； 每天进行 30~60 分钟中等强度运动（每周 5 天）； 可一次性完成，也可分成小段； 逐渐增加运动的时间、频率及强度可以减少受伤的风险并且更易于坚持运动； 即使达不到最小推荐量，只要运动，也可以获得益处
抗阻运动	自重训练（即徒手力量练习）如平板支撑、俯卧撑、仰卧起坐，器材锻炼如弹力带、哑铃等	采用各种练习和器材锻炼全身的每个大肌肉群，2~3 次 / 周； 久坐不动的人群应从很轻或轻强度开始； 每个练习 2~4 组； 提高肌肉耐力 15~20 次 / 组，增加力量则 8~12 次 / 组； 每组肌肉群，每次训练之间休息 48 小时
伸展及柔韧性运动	静态、动态及本体感觉神经肌肉促进术	每周最少做 2~3 次柔韧性锻炼来增加关节活动度，最好每天做； 每个拉伸练习的强度应该达到紧张或有点不舒服，并在此情况下保持 10~30 秒； 每个拉伸重复 2~4 次，累计 60 秒； 柔韧性练习在肌肉预热的情况下进行较好，比如在拉伸之前进行轻度的有氧活动或洗热水澡

附录 5-11　主观感觉用力量表

分值 / 分	主观感觉
6	毫不费力
7	非常轻松
8	
9	很轻松
10	
11	轻松
12	
13	有些吃力
14	
15	吃力（沉重）
16	
17	很吃力
18	
19	非常吃力
20	竭尽全力

附录 5-12　运动心率及主观感觉用力程度对照表

强度级别	有氧运动相对强度			
	自我感觉	RPE（6~20）	HRR/%	HRmax/%
低	很轻松	<9	<30	<57
较低	轻松	9~11	30~39	57~63
中等	尚轻松	12~13	40~59	64~76
较大	累	14~17	60~89	77~95
次大至最大	很累至力竭	≥18	≥90	≥96

注：RPE= 主观感觉用力程度；HRR= 储备心率；HRmax= 最大心率。

附录 5-13　抑郁自评量表（SDS）

填表注意事项：共 20 条文字，四级评分：1= 没有或偶尔；2= 有时；3= 时常；4= 总是如此。根据您最近一星期的实际情况，在分数栏 1~4 分适当分数下画"√"				
1.　我觉得闷闷不乐，情绪低沉（抑郁）	1	2	3	4
*2.　我觉得一天之中早晨最好（晨重夜轻）	4	3	2	1
3.　我一阵阵地哭出来或是想哭（易哭）	1	2	3	4
4.　我晚上睡眠不好（睡眠障碍）	1	2	3	4
*5.　我吃的和平时一样多（食欲减退）	4	3	2	1
*6.　我与异性接触时和以往一样感到愉快（性兴趣减退）	4	3	2	1
7.　我发觉我的体重在下降（体重减轻）	1	2	3	4
8.　我有便秘的苦恼（便秘）	1	2	3	4
9.　我心跳比平时快（心悸）	1	2	3	4
10.　我无缘无故感到疲乏（易倦）	1	2	3	4
*11.　我的头脑和平时一样清楚（思考困难）	4	3	2	1
*12.　我觉得经常做的事情并没有困难（能力减退）	4	3	2	1
13.　我觉得不安而平静不下来（不安）	1	2	3	4
*14.　我对将来抱有希望（绝望）	4	3	2	1
15.　我比平常容易激动（易激惹）	1	2	3	4
*16.　我觉得作出决定是容易的（决断困难）	4	3	2	1
*17.　我觉得自己是个有用的人，有人需要我（无用感）	4	3	2	1
*18.　我的生活过得很有意思（生活空虚感）	4	3	2	1
19.　我认为如果我死了别人会生活得更好些（无价值感）	1	2	3	4
*20.　平常感兴趣的事我仍然感兴趣（兴趣丧失）	4	3	2	1

注：标 * 题目为反向评分题。评定结束后，把 20 个项目中的各项分数相加得总粗分；总粗分 ×1.25 后取整数部分即为标准分；标准分的划界值为 50 分；50~59 分：轻度抑郁；60~69 分：中度抑郁；69 分以上：重度抑郁。

附录 5-14　焦虑自评量表（SAS）

填表注意事项：共 20 条文字,四级评分：1= 没有或偶尔；2= 有时；3= 时常；4= 总是如此。根据您最近一星期的实际情况,在分数栏 1~4 分适当分数下画 "√"				
1.　我觉得比平时容易紧张和着急（焦虑）	1	2	3	4
2.　我无缘无故地感到害怕（害怕）	1	2	3	4
3.　我容易心理烦乱或觉得惊恐（惊恐）	1	2	3	4
4.　我觉得我可能将要发疯（发疯感）	1	2	3	4
*5.　我觉得一切都很好,也不会发生什么不幸（不幸预感）	4	3	2	1
6.　我手脚发抖,打颤抖（手足颤抖）	1	2	3	4
7.　我因为头痛、颈痛及背痛而苦恼（躯体疼痛）	1	2	3	4
8.　我感觉容易衰弱和疲乏（乏力）	1	2	3	4
*9.　我觉得心平气和,并且容易安静坐着（静坐不能）	4	3	2	1
10.　我觉得心跳得快（心悸）	1	2	3	4
11.　我因为一阵阵头晕而苦恼（头昏）	1	2	3	4
12.　我有过晕倒发作,或觉得要晕倒似的（晕厥感）	1	2	3	4
*13.　我呼气吸气都感到很容易（呼吸困难）	4	3	2	1
*14.　我手脚感到麻木和刺痛（手足刺痛）	1	2	3	4
15.　我因胃痛和消化不良而苦恼（胃痛或消化不良）	1	2	3	4
16.　我常常要小便（尿意频数）	1	2	3	4
*17.　我的手常常是干燥温暖的（多汗）	4	3	2	1
18.　我脸红发热（面部潮红）	1	2	3	4
19.　我容易入睡并且一夜睡得很好（睡眠障碍）	4	3	2	1
*20.　我做噩梦（噩梦）	1	2	3	4

注：标 * 题目为反向评分题。评定结束后,把 20 个项目中的各项分数相加得总粗分；总粗分 ×1.25 后取整数部分即为标准分；标准分的划界值为 50 分；50~59 分：轻度焦虑；60~69 分：中度焦虑；69 分以上：重度焦虑。

附录 5-15　Fagerstrŏm 烟草依赖
（尼古丁依赖）评估量表

评估内容	0分	1分	2分	3分
您早晨醒来后多长时间吸第一支烟？	>60 分钟	31~60 分钟	6~30 分钟	≤5 分钟
您是否在许多禁烟场所很难控制吸烟？	否	是		
您认为哪一支烟您最不愿意放弃？	其他时间	早晨 第一支		
您每天抽多少支卷烟？	≤10 支	11~20 支	21~30 支	>30 支
您早晨醒来后第 1 个小时是否比其他时间吸烟多？	否	是		
您卧病在床时仍旧吸烟吗？	否	是		

附录5-16　同伴支持理念和技巧

一、什么是同伴支持

在社区层面,同伴支持对于让社区居民采用健康的生活方式,促进有关糖尿病等慢性疾病防治知识的传播十分重要。同伴支持者也可以帮助医疗专业人士把健康管理工作从医疗机构推广到社区。正如:医生告诉患者该做什么,同伴支持者可以帮助病友找到怎样在生活中落实的方法。

作为一名同伴支持者(如同伴组长),可以依靠自己的经验来支持糖尿病患者进行自我管理,也许还可以帮助病友家属学习如何支持他们的亲人。

(一)同伴支持者成功的关键

1. 倾听　有效倾听极为重要。

2. 提问　提出问题,鼓励人们分享看法和感受。

3. 随访　定期联系病友。

4. 支持的重点　支持的重点应该放在病友身上——他们的经历和担忧。

5. 后盾　需要专业支持可以向社区卫生服务中心咨询。

6. 陪伴　同伴支持者对病友最大的支持之一就是陪伴。

(二)同伴支持示例

1. 分发关于糖尿病自我管理的信息。

2. 邀请病友及其家属参加运动锻炼和健康饮食活动。

(1)与健步走小组讨论运动的影响,给出有关运动准备的建议,如合适的徒步鞋、血糖的监测等。

(2)一起采购生活必需品,并讨论不同食物及其对血糖的影响。

3. 收集病友的问题,向社区卫生服务中心医生咨询获取答案。

4. 去病友家拜访,并以此为契机认识他们的家人。

5. 组织一次讨论会,组员可以带着自己的药物,并讨论、咨询有关药物服用的问题。

6. 组织一次小组活动,帮助组员设定一个共同的月度行动计划目标。

7. 询问病友最近一次就诊的情况,鼓励他们定期就诊。

8. 分享自己关于糖尿病管理的故事,并邀请组员分享他们的故事。

9. 要采用专业支持资料,应咨询社区卫生服务中心医务人员找到专业资源,如对健康资料信息有任何不确定,可建议病友向社区卫生服务中心咨询。

二、小组活动引导

1. 成为表率,以身作则。

2. 欢迎组员的到来,做介绍并开展分组讨论,特别是有新成员加入的时候。

3. 建立组织规范,鼓励小组成员分享个人想法和经历。

4. 向小组成员给予积极反馈,引导小组成员分享意见,并引导开始一场新讨论。

5. 邀请小组成员自愿帮助下一个小组活动。

三、为病友提供个人支持

1. 倾听并尝试理解病友的问题,然后帮助他们思考,引导病友找到可能的解决方案。

2. 帮助制订行动计划——列出实现想要的改变或结果的具体步骤。

(1)提问:"你想达成什么目标?""你打算怎么做到这一点?"

(2)将大主题分解成数个小主题,两人一组就某一主题进行讨论。

(3)在要求其他人开始尝试之前先对行为或工具进行展示。

3. 帮助病友了解和使用社区中各种糖尿病防治和健康管理资源,如社区糖尿病早发现和糖尿病并发症筛查等。

4. 肯定你的病友,强调他们的优点和成功的方式。

四、邀请家属参与

家庭成员在支持亲人的糖尿病长期自我管理中发挥重要作用,但许多家庭成员缺乏知识和经验来为他们的亲人提供适当的支持。例如,他们可能不理解罹患糖尿病带来的生活挑战和健康行为改变的难度。

邀请家属参加小组活动和针对病友提供的单独支持可以使他们有机会在亲人的自我管理中发挥更加积极有效的作用。在小组活动中,病友与家属一起参与可能会有所帮助。见示例:

内容	病友活动	家属支持
列行动计划	书写或讨论行动计划	为他们的亲人的计划制订提建议,想办法提供支持,询问他们的亲人想要什么样的支持
运动锻炼小组	参与运动锻炼	参与运动锻炼,理解困难之处,并在他们没有动力的时候鼓励他们参加锻炼小组的活动
饮食教育	了解常见食物和食物摄入建议	考虑如何根据糖尿病患者的饮食建议在家里作出不同的健康食物
与明星病友分享经验	向有经验的病友学习他们的故事、自我管理经验和技巧	选择一些对亲人有用的自我管理课程和技巧

附录6-1　初诊和年度评估表

一、疾病行为危险因素信息

共同		
A1	吸烟	1）从不吸烟　2）已戒烟　3）吸烟 日吸烟量　平均____支开始吸烟年龄____岁 戒烟年龄____岁
A2	饮酒	1）从不 2）偶尔 3）经常（饮白酒量≥100ml，每周≥4次） 4）每天（饮白酒量≥100ml）
A3	饮食情况	1）荤素均衡 2）荤食为主 3）素食为主 4）嗜盐 5）嗜油 6）嗜糖
A4	规律活动	1）有 2）无→B1
A5-1	活动种类	1）高强度活动（可引起呼吸急促或心跳明显加快的活动，如搬运重物、挖掘、跑步、足球等） 2）中等强度活动（可引起呼吸频率和心跳稍微增加的活动，如快步走、骑自行车、游泳、排球等） 3）低强度活动（不符合以上两种强度的活动）
A5-2	活动频次	_____次/周
A5-3	每次持续时间	_____分钟

二、并发症及并存临床情况

B1	并发症类型 （可多选）	1）糖尿病肾脏病变_____年_____月 2）视网膜病变和失明_____年_____月 3）糖尿病神经病变_____年_____月 4）糖尿病心脑血管病_____年_____月

B1	并发症类型 （可多选）	5）下肢血管病变_____年_____月 6）糖尿病足_____年_____月 7）酮症酸中毒_____年_____月 8）高渗性高血糖状态_____年_____月 9）糖尿病乳酸性酸中毒_____年_____月 10）以上都无

三、体格检查和实验室检查信息

C1	身高 /cm	
C2	体重 /kg	
C3	踝肱指数测定	左侧：_____　　右侧：_____
C4-1	第一次测量收缩压 /mmHg	_____（达标 / 不达标）
C4-2	第一次测量舒张压 /mmHg	_____（达标 / 不达标）
C4-3	第二次测量收缩压 /mmHg	_____（达标 / 不达标）
C4-4	第二次测量舒张压 /mmHg	_____（达标 / 不达标）
C4-5	第三次测量收缩压 /mmHg	_____（达标 / 不达标）
C4-6	第三次测量舒张压 /mmHg	_____（达标 / 不达标）
C4-7	平均收缩压 /mmHg	_____（达标 / 不达标）
C4-8	平均舒张压 /mmHg	_____（达标 / 不达标）
C5	同型半胱氨酸 /$\mu mol \cdot L^{-1}$	
C6	空腹血糖 /$mmol \cdot L^{-1}$	测量方式1）末梢血 2）血浆数值_____（达标 / 不达标）
C7-1	总胆固醇 /$mmol \cdot L^{-1}$	
C7-2	三酰甘油 /$mmol \cdot L^{-1}$	
C7-3	高密度脂蛋白胆固醇 /$mmol \cdot L^{-1}$	
C7-4	低密度脂蛋白胆固醇 /$mmol \cdot L^{-1}$	
C8	尿清蛋白肌酐比值 /$mg \cdot mmol^{-1}$	
C9	血肌酐 /$\mu mol \cdot L^{-1}$	
C10	血尿酸 /$mmol \cdot L^{-1}$	
C11	糖化血红蛋白 /%	_____（达标 / 不达标）

C12	尿常规	
C13	总胆红素 /μmol·L^{-1}	
C14	谷草转氨酶 /U·L^{-1}	
C15	谷丙转氨酶 /U·L^{-1}	
C16	γ- 谷氨酰转移酶 /U·L^{-1}	
C17	心电图	
C18	足背动脉搏动	1）未触及 2）触及双侧对称 3）触及左侧弱 4）触及右侧弱 5）触及左侧消失 6）触及右侧消失 7）未检测
C19	周围神经病变 *	1）足部感觉（10g 尼龙丝）：_____ 　L：左足:（1）正常（2）减弱（3）消失 　R：右足:（1）正常（2）减弱（3）消失 2）足部振动觉（128Hz 音叉）：_____ 　L：左足:（1）正常（2）减弱（3）消失 　R：右足:（1）正常（2）减弱（3）消失
C20	视力检查	1）裸眼视力：左眼_____，右眼_____ 2）戴眼镜视力：左眼_____，右眼_____
C21	眼底检查 *	L：左眼 1）无明显视网膜病变 2）轻度非增生性视网膜病变 3）中度非增生性视网膜病变 4）重度非增生性视网膜病变 5）增生性视网膜病变 R：右眼 1）无明显视网膜病变 2）轻度非增生性视网膜病变 3）中度非增生性视网膜病变 4）重度非增生性视网膜病变 5）增生性视网膜病变
C22	眼部其他病变 *	1）无 2）白内障 3）其他_____

四、评估结果（初次）

D1	目前血糖控制情况	1）达标　2）未达标
D2	目前糖化血红蛋白控制情况	1）达标　2）未达标
D3	危险因素	数量 + 明细罗列
D4	并发症	数量 + 明细罗列

五、评估结果（年度）

E1	年度血糖控制评估情况	1）达标　2）未达标
E2	最近一次糖化血红蛋白评估情况	1）达标　2）未达标
E3	危险因素	1）年初累计发生罗列 2）年内发生罗列 3）目前累计发生罗列 4）年度变化情况（新增____减少____）
E4	并发症	1）年初累计发生罗列 2）年内发生罗列 3）目前累计发生罗列 4）年度变化情况（新增____减少____）

注：*有条件医疗机构开展。平均收缩压、舒张压和评估结果由信息系统自动给出。本表仅涉及国家公共卫生服务规范健康体检表中糖尿病相关部分内容。1mmHg=0.133kPa。

附录 6-2　自我管理效能评估表

对下面的每一个问题,请圈出能真实反映您现在完成这些日常任务的自信心的数字。

您有多大的自信心您能够……

1. 不让因患病所产生的疲劳影响您想做的事情?

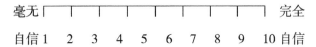

2. 不让因患病所引起的躯体的不舒服或疼痛影响您想做的事情?

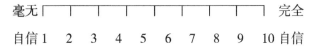

3. 不让因患病所引起的情绪低落影响您想做的事情?

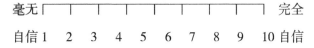

4. 不让您现有的任何其他症状或健康问题影响您想要做的事情?

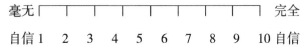

5. 管理您所患疾病所需要的各种任务和活动,以便减少您就诊的次数?

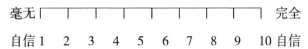

6. 遵医嘱服药以外,做一些其他的事(如注意饮食、加强锻炼)来降低您所患疾病对您日常生活的影响程度?

毫无 ┌─┬─┬─┬─┬─┬─┬─┬─┬─┐ 完全
自信 1　2　3　4　5　6　7　8　9　10 自信

"自我效能"评分:分为"症状管理自我效能"和"疾病共性管理自我效能"。

"症状管理自我效能"评分:取第1、2、3、4项选项的平均值,作为此变量评分(两项以上缺失,则此变量设为缺失),分数越高,则自我效能越高。

"疾病共性管理自我效能"评分:取第5、6项选项的平均值,作为此变量评分,分数越高,则自我效能越高。

对下面的每一个问题,请圈出能真实反映您现在完成这些日常任务的自信心的数字。

您有多大的自信心您能够…

1. 每天在固定时间吃三餐?

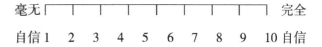

2. 每天吃固定量的东西(即使是和别人一起就餐也能遵守糖尿病饮食要求)?

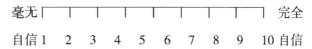

3. 当您饥饿的时候能为自己选择正确的食物(如选择点心)?

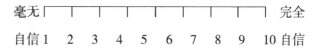

4. 每天锻炼 30 分钟,每周锻炼 4~5 天?

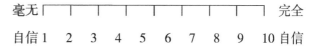

5. 避免在锻炼时出现低血糖?

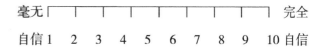

6. 当血糖过高或过低时知道怎么处理?

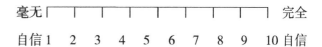

7. 知道在什么情况下应该去看病？

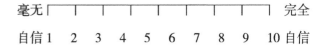

毫无　　　　　　　　　　　　　　　　　　　　完全
自信 1　2　3　4　5　6　7　8　9　10 自信

8. 控制您的糖尿病使其不影响您想做的事情？

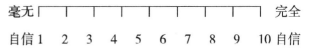

毫无　　　　　　　　　　　　　　　　　　　　完全
自信 1　2　3　4　5　6　7　8　9　10 自信

附录 6-3　糖尿病患者随访管理服务记录表

姓名：

编号 □□□ - □□□□□

		1 门诊 2 家庭 3 电话□	1 门诊 2 家庭 3 电话□	1 门诊 2 家庭 3 电话□	1 门诊 2 家庭 3 电话□
	随访日期				
	随访方式	□/□/□ /□/	□/□/□ /□/	□/□/□ /□/	□/□/□ /□/
症状	1 无症状 2 多饮 3 多食 4 多尿 5 视力模糊 6 感染 7 手脚麻木 8 下肢浮肿 9 体重明显下降	□ 其他	□ 其他	□ 其他	□ 其他
体征	血压（mmHg）	/	/	/	/
	体重（kg）	/	/	/	/
	体重指数（kg/m²）				
	足背动脉搏动	□ 1 触及正常 2 减弱（双侧）左侧 右侧 3 消失（双侧）左侧 右侧	□ 1 触及正常 2 减弱（双侧）左侧 右侧 3 消失（双侧）左侧 右侧	□ 1 触及正常 2 减弱（双侧）左侧 右侧 3 消失（双侧）左侧 右侧	□ 1 触及正常 2 减弱（双侧）左侧 右侧 3 消失（双侧）左侧 右侧
	其他				
生活方式指导	日吸烟量	支 /	支 /	支 /	支 /
	日饮酒量	两 /	两 /	两 /	两 /
	运动	次/周 min/次 次/周 min/次	次/周 min/次 次/周 min/次	次/周 min/次 次/周 min/次	次/周 min/次 次/周 min/次

125

续表

		/	/	/	/
生活方式指导	主食（g/d）				
	心理调整	1 良好 2 一般 3 差□	1 良好 2 一般 3 差□	1 良好 2 一般 3 差□	1 良好 2 一般 3 差□
	遵医行为	1 良好 2 一般 3 差□	1 良好 2 一般 3 差□	1 良好 2 一般 3 差□	1 良好 2 一般 3 差□
辅助检查	空腹血糖值	＿＿mmol/L	＿＿mmol/L	＿＿mmol/L	＿＿mmol/L
	其他检查*	糖化血红蛋白＿＿% 检查日期：＿月＿日	糖化血红蛋白＿＿% 检查日期：＿月＿日	糖化血红蛋白＿＿% 检查日期：＿月＿日	糖化血红蛋白＿＿% 检查日期：＿月＿日
	服药依从性	1 规律 2 间断 3 不服药□	1 规律 2 间断 3 不服药□	1 规律 2 间断 3 不服药□	1 规律 2 间断 3 不服药□
	药物不良反应	1 无 2 有□	1 无 2 有□	1 无 2 有□	1 无 2 有□
	低血糖反应	1 无 2 偶尔 3 频繁□	1 无 2 偶尔 3 频繁□	1 无 2 偶尔 3 频繁□	1 无 2 偶尔 3 频繁□
	此次随访分类	1 控制满意 2 控制不满意 3 不良反应 4 并发症□	1 控制满意 2 控制不满意 3 不良反应 4 并发症□	1 控制满意 2 控制不满意 3 不良反应 4 并发症□	1 控制满意 2 控制不满意 3 不良反应 4 并发症□
用药情况	药物名称 1				
	用法用量	每日 次 每次	每日 次 每次	每日 次 每次	每日 次 每次
	药物名称 2				
	用法用量	每日 次 每次	每日 次 每次	每日 次 每次	每日 次 每次
	药物名称 3				
	用法用量	每日 次 每次	每日 次 每次	每日 次 每次	每日 次 每次
	胰岛素	种类： 用法和用量：	种类： 用法和用量：	种类： 用法和用量：	种类： 用法和用量：
转诊	原因				
	机构及科别				
	下次随访日期				
	随访医生签名				

附录6-4　糖尿病患者并发症和
合并疾病的检查要求

检查项目	针对的并发症	针对的合并疾病	频率
体重/身高		超重/肥胖	每月1次
腰围		超重/肥胖	每月1次
血压		高血压	每月1次
空腹/餐后血糖			每月2次 （1次空腹，1次餐后）
糖化血红蛋白[a]			在治疗之初每3个月检测1次，一旦达到治疗目标可每6个月检查1次
尿常规	糖尿病肾病		每6个月1次
TC、HDL-C、LDL-C、TG		高脂血症	每年1次
尿白蛋白/尿肌酐[a]	糖尿病肾病		每年1次
血肌酐/尿素氮	糖尿病肾病		每年1次
肝功能		肝功能异常	每年1次
心电图	心脏、大血管并发症		每年1次
视力及眼底[a]	糖尿病视网膜病变		每年1次
足背动脉搏动	糖尿病足		每年4次
神经病变的相关检查	周围神经病变		每年1次

注：TC：总胆固醇；HDL-C：高密度脂蛋白胆固醇；LDL-C：低密度脂蛋白胆固醇；TG；三酰甘油；肝功能包括总胆红素、谷草转氨酶、谷丙转氨酶、γ-谷氨酰转移酶；[a]为有条件的医疗机构开展。

附录6-5　常见食物 GI 值

分类	食物名称	GI	分类	食物名称	GI
谷类及制品	面条（白细,煮）	41	糖类	葡萄糖	100
	馒头（精致小麦粉）	85		绵白糖	84
	大米饭（粳米,精米）	90		蔗糖	65
	大米饭（粳米,糙米）	78		果糖	23
	小米粥	60		乳糖	46
	玉米面粥	50		麦芽糖	105
	荞麦面条	59		蜂蜜	73
薯类、淀粉及制品	马铃薯	62		巧克力	49
	甘薯	54	种子类	花生	14
豆类及制品	黄豆（浸泡）	18		腰果	25
	豆腐（炖）	32	乳及乳制品	牛奶	27.6
	绿豆	27		全脂牛奶	27
	扁豆（红,小）	26		脱脂牛奶	32
	扁豆（绿,小）	30		低脂奶粉	11.9
蔬菜类	胡萝卜	71		降糖奶粉	26
	南瓜	75		酸奶（加糖）	48
	山药	51		酸乳酪	36
	芋头	48	速食食品	燕麦片（混合）	83
	菜花	15		比萨饼（含乳酪）	60
	芹菜	15		汉堡包	61
	黄瓜	15		白面包	88
	茄子	15		面包（全麦粉）	69
	青椒	15		燕麦粗粉饼干	55
	西红柿	15		小麦饼干	70
	菠菜	15		苏打饼干	72

续表

分类	食物名称	GI	分类	食物名称	GI
果类	苹果	36	速食食品	酥皮糕点	59
	梨	36		爆玉米花	55
	桃	28	饮料类	苹果汁	41
	李子	24		水蜜桃汁	33
	樱桃	22		菠萝汁（不加糖）	46
	葡萄	43		橘子汁	57
	猕猴桃	52		可乐饮料	40
	柑	43		芬达软饮料	68
	柚	25		冰激凌	61
	菠萝	66	混合膳食及其他	饺子（三鲜）	28
	芒果	55		包子（芹菜猪肉）	39
	香蕉	52		牛肉面	89
	西瓜	72		西红柿汤	38

附录6-6　常见食物交换表

等值谷薯类交换表

每交换份谷薯类供应蛋白质2g,碳水化合物20g,热能90kcal

食品	重量/g	食品	重量/g
大米、小米、糯米、薏米	25	绿豆、红豆、芸豆、干豌豆	35
高粱米、玉米糁、荞麦	25	干粉条、干莲子	25
面粉、米粉、玉米面、藕粉	25	油条、油饼、苏打饼干	25
混合面	25	烧饼、烙饼、馒头	35
燕麦片、莜麦面	25	咸面包、窝头	35
荞麦面、苦荞面	25	生面条、魔芋生面条	35
各种挂面	25	马铃薯、山药、芋头	100
龙须面	25	湿粉皮	150
通心粉	25	鲜玉米棒（1中个,带棒心）	200

等值蔬菜类交换表

每交换份蔬菜供应蛋白质5g,碳水化合物17g,热能90kcal

食品	重量/g	食品	重量/g
大白菜、圆白菜、菠菜、	500	白萝卜、青椒、茭白、冬笋	400
韭菜、茴香、圆蒿	500	倭瓜、南瓜、菜花	350
芹菜、苤蓝、莴笋、油菜薹	500	鲜豇豆、扁豆、洋葱、蒜苗	250
西葫芦、西红柿、冬瓜、苦瓜	500	胡萝卜	200
黄瓜、茄子、丝瓜	500	山药、荸荠、藕、凉薯	150
芥蓝、瓢儿菜、油菜	500	慈姑、芋头	100
蕹菜、苋菜、龙须菜	500	毛豆	70
绿豆芽、鲜蘑、水浸海带	500	鲜豌豆、百合	70

等值水果类交换表

每交换份水果供应蛋白质 1g，碳水化合物 21g，热能 90kcal

食品	重量 /g	食品	重量 /g
柿、香蕉、鲜荔枝（带皮）	150	李子、杏（带皮）	200
梨、桃、苹果（带皮）	200	葡萄、樱桃	200
橘子、橙子、柚子（带皮）	200	草莓	300
猕猴桃（带皮）	200	西瓜、芒果、菠萝、哈密瓜	300

等值肉蛋类交换表

每交换份肉蛋类供蛋白质 9g，脂肪 6g，热能 90kcal

食品	重量 /g	食品	重量 /g
熟火腿、香肠	20	鸡蛋粉	15
肥瘦猪肉	25	带壳鸡蛋、鸭蛋、松花蛋	60
熟叉烧肉（无糖）、午餐肉	35	鹌鹑蛋（5~6 个）	60
熟酱牛肉、熟酱鸭、肉肠	35	鸡蛋清	150
瘦猪、牛、羊肉	50	草鱼、鲤鱼、甲鱼	80
带骨排骨	70	鳝鱼、黑鲢、鲫鱼	80
鸭肉	50	对虾、青虾、鲜贝、蛤蜊肉	100
鹅肉、鸡肉	50	带鱼、比目鱼、大黄鱼	80
兔肉	100	河蚌、蚬子	200
蟹肉、水浸鱿鱼	100	水浸海参	350

等值大豆类交换表

每交换份大豆类供蛋白质 9g，脂肪 4g，碳水化合物 4g，热能 90kcal

食品	重量 /g	食品	重量 /g
腐竹	20	北豆腐（卤水）	100
大豆（黄豆）	25	南豆腐（石膏豆腐）	150
大豆粉	25	豆浆（黄豆重量 1 份加水重量 8 份磨浆）	400
豆腐丝、豆腐干	50	豆腐脑	200

等值奶类交换表

每交换份奶类供蛋白质 5g,脂肪 5g,碳水化合物 6g,热能 90kcal

食品	重量 /g	食品	重量 /g
奶粉	20	牛奶、羊奶、酸奶	160
脱脂奶粉	25	脱脂酸奶	160
奶酪	25	无糖酸奶	130

等值油脂类交换表

每交换份油脂类供脂肪 10g,热能 90kcal

食品	重量 /g	食品	重量 /g
花生油、香油（1 汤匙）	10	猪油	10
玉米油、菜籽油（1 汤匙）	10	牛油	10
豆油	10	羊油	10
红花油（1 汤匙）	10	黄油	10
核桃、杏仁、花生米	25	葵花子（带壳）	25
松仁	15	西瓜子（带壳）	40

附录6-7　普通糖尿病患者一日膳食推荐

男,40岁,身高180cm,体重85kg,轻体力劳动,空腹血糖6.3mmol/L,餐后2h血糖8.5mmol/L,HbA1c为6.5%。

1. 标准体重(kg)=身高(cm)-105

该男性的标准体重为:180-105=75kg

2. BMI=体重(kg)/身高(m)^2=26.2kg/m^2,该男子属于超重

糖尿病患者每公斤体重所需能量表 /kcal·kg^{-1}·d^{-1}				
体型	卧床	轻体力劳动	中体力劳动	重体力劳动
消瘦(BMI<18.5kg/m^2)	25~35	35	40	45~55
正常(18.5≤BMI<24.0kg/m^2)	20~25	30	35	40
超重和肥胖(BMI≥24.0kg/m^2)	15	20~25	30	35

注:标准体重(kg)=身高(cm)-105。轻体力劳动:基本坐姿工作;中体力劳动:基本直立工作;重体力劳动:负重体力工作。

3. 该男子全天所需热量,根据轻体力劳动所需热量25kcal/(kg·d)的标准计算:

$$75×25kcal/(kg·d)=1\,875kcal$$

4. 普通糖尿病患者的控糖食谱设计　合理控制膳食总能量和脂肪摄入量,碳水化合物热量占总能量45%~60%,不食用添加糖,多选择低GI的食物,膳食纤维摄入量25~30g/d,或10~14g/1\,000kcal。

食物种类多样,少食多餐,膳食营养均衡合理。每天食物种类不少于12种,每周食物种类少于25种,每天主食250~400g,减少精米、白面类主食,其中全谷物、杂豆相当于一天谷物的1/3;蔬菜300~500g和适量水果,深色蔬菜不少于1/2;畜禽类40~75g、水产品40~75g、蛋类40~50g;奶类及奶制品300g、大豆类及坚果类25~35g,全天食盐用量<5g,选择多不饱和脂肪酸丰富的植物油,每天25~30g。

普通糖尿病患者一日食谱举例（1 880kcal）

餐次	食物名称	原料名称及净重/g
早餐	菜肉包子	猪肉 25　大白菜 50　全麦面粉 75　香油 1　盐 0.5
	西红柿鸡蛋汤	西红柿 50　鸡蛋 25　盐 0.5
	白灼西蓝花	西蓝花 100　生抽 5　植物油 3
加餐	牛奶燕麦粥	牛奶 200　燕麦 25
午餐	香芋蒸米饭	大米 50　荔浦芋头 100
	萝卜丝煮海白虾	带皮海白虾 100　白萝卜 50　香菜 5　盐 0.5
	蒜蓉炒蒿子秆	蒜蓉 5　蒿子秆 150　植物油 4　盐 0.5
	小白菜豆皮汤	小白菜 50　薄豆皮 25　植物油 3　盐 0.5
加餐	桃仁水果酸奶	核桃仁 8　猕猴桃 100　无糖酸奶 130
晚餐	红豆二米饭	红豆 20　小米 20　大米 50
	香菇冬笋余鸡肉丸	鸡胸肉 25　鲜香菇 30　冬笋 20　香菜 5　盐 0.5
	鸡蛋炒苦瓜	蒜蓉 5　鸡蛋 25　苦瓜 120　植物油 4　盐 1

注：食谱热量 1 880kcal，蛋白质 90g，占比 19.2%；脂肪 52.7g，占比 25.2%；碳水化合物 261.7g，占比 55.6%；用盐量 5g。

附录 6-8　胰岛素注射规范

一、规范胰岛素注射九步骤

1. 注射前洗手。

2. 核对胰岛素类型和注射剂量。

3. 安装胰岛素笔芯。

4. 预混胰岛素注射前需充分混匀。

5. 安装胰岛素注射笔用针头。

6. 检查注射部位和消毒。

7. 根据胰岛素注射笔针头的长度,明确是否捏皮和进针的角度。

8. 注射完毕以后,针头滞留至少 10 秒后再拔出。

9. 注射完成后立即旋上外针帽,将针头从注射笔上取下,并丢弃在锐器收纳盒中。

二、胰岛素注射器的使用步骤

1. 开启瓶盖,摇匀药液。

2. 取 75% 乙醇棉签消毒药瓶。

3. 取 1ml 注射器,查看有效使用期和包装,药物在有效期内且包装完好,打开包装袋,取出注射器。

4. 抽吸药液,并排尽注射器内的空气,将保护套套于针头上,针筒放在原注射器包装袋内。

5. 选择注射部位,常用腹部、上臂三角肌外缘、臀部、大腿的外侧(附图 6-1)。

6. 用 75% 乙醇消毒棉签消毒皮肤,消毒范围直径为 5~6cm。

7. 注射

(1)左手绷紧注射部位的皮肤,右手持注射器,使针头斜面向上与皮肤呈 30°~40° 角(4mm 针头可以垂直注射),迅速刺入皮下。

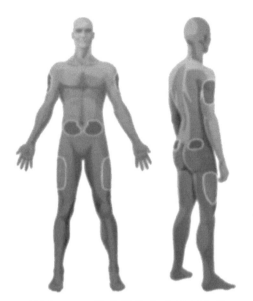

附图 6-1　推荐的胰岛素注射部位

（2）回抽活塞确定无回血,慢慢将药液全部注入。

（3）注射完毕以无菌棉球按压针眼处,快速拔针。

8. 注意事项　①针头刺入角度不宜超过 45°,以免刺入肌层。②注射时应避开瘢痕、有压痛或结节等部位,以防药物吸收不良。③应采用循环区域注射,在上臂外侧、股外侧、腹部、臀部交替注射,以防引起局部硬结和皮下脂肪增生。④注射后 15~30 分钟嘱患者进餐,以防发生低血糖。⑤用 75% 乙醇消毒皮肤,禁用碘伏消毒。⑥如药液储存在冰箱内,必须提前 30 分钟取出,以免引起注射部位疼痛。

三、胰岛素笔的使用

1. 取已备好的注射器,确认剂量选择处于零位,然后调取 2U 胰岛素,拿起胰岛素笔,使之针尖向上,用手指轻弹笔芯架数下。

2. 按下注射推键。

3. 直至有一滴饱满的药液挂在针尖上。

4. 调整胰岛素的剂量。

5. 完全按下注射推键。

6. 直至剂量显示回复至零位。

7. 注意事项　①只能用 75% 的乙醇消毒皮肤,禁忌用碘酒消毒（碘和胰岛素的相互作用会降低胰岛素的效果）。②注射后 15~30 分钟必须进食,以免发生低血糖。③注射部位应经常轮换,腹部的注射部位应在脐周 2~10cm 处。④如药液储存在冰箱内,必须提前 30 分钟取出,以免引起注射部位疼痛。⑤胰岛素笔应在 25℃左右的常温下保存,不需放入冰箱。⑥注射完毕后应将针头取下,以免温度变化造成药液外溢。⑦每次注射之前,都应针尖朝上,排尽空气。⑧笔芯上的色带表示胰岛素不同剂型,注射前应仔细查对,确认无误后方可注射。

附录 6-9　糖尿病行动计划

糖尿病行动计划　　姓名

请您与社区医生和同伴组长一同讨论和制定合适的糖尿病行动计划。可以从记录临床指标、药物使用情况及制定1~2个可以实现的行为目标开始。这将有助于了解疾病和自我管理情况、协助与医生沟通及达成您的健康目标。也请记得定期与您的社区医生和同伴组长回顾您的行动计划！

血糖控制目标
_____ 到 _____

上一次去医院看病的日期
日期：_____
医生建议的下一次就诊日期
日期：_____

血压目标
数值：_____ / _____
最近一次血压数值
数值：_____ / _____
日期：_____

糖化血红蛋白控制目标
数值：_____
最近一次糖化血红蛋白数值
数值：_____
日期：_____

低密度脂蛋白目标
数值：_____
最近一次低密度脂蛋白数值
数值：_____
日期：_____

体重控制目标
数值：_____ kg
最近一次体重数值
数值：_____ kg
日期：_____

	药物名称	服用剂量	服用时间
药物使用情况 包括口服药、胰岛素、中药及非处方药	双胍类：		
	磺脲类：		
	格列奈类：		
	a-糖苷酶抑制剂：		
	噻唑烷二酮类：		
	DPP-4抑制剂：		
	胰岛素：		

目标一	实现目标的具体方法：

目标二	实现目标的具体方法：

糖尿病自我管理个人目标范例	
范例仅供参考，请与医生和同伴组长讨论，共同制定适合您1~2个的目标	
血糖监测	• 一天至少测血糖5次（胰岛素治疗患者、血糖未达标） • 一天测血糖至少2次（胰岛素治疗患者、血糖达标） • 每周3天，一天测至少5次血糖（非胰岛素治疗患者、血糖未达标） • 每周3天，一天测2次血糖（非胰岛素治疗患者、血糖达标）
用药计划	• 询问医生所服药物的作用、重要性及使用方法 • 与同伴组长聊聊我对服用药物（或胰岛素）的一些顾虑 • 每天定时服药 • 到社区卫生服务中心复诊拿处方购买药品
健康饮食	• 每天摄入5份蔬果 • 记录每天所摄入的饮食 • 在家吃饭时以糙米替代大米 • 向同伴组长（或医生）请教食物的分类
积极运动	• 每周至少5天早晨运动（如健走、打太极等），每次30分钟 • 每天至少在家做一件需要活动的事 • 请医生协助制定适合您身体状况的运动方案 • 与同伴组长讨论运动的注意事项
减少危险因素	• 戒烟 • 每天最多两杯酒（男性）/每天最多一杯酒（女性） • 每天睡前检查足部 • 每天刷牙两次
心理调适	• 每天至少保证7小时的睡眠时间 • 花多些时间在培养兴趣爱好 • 练习太极或瑜珈来放松和管理压力 • 找到生活中造成压力的一个原因并找到一个方法来改变这个情况

附录6-10　妊娠期糖尿病患者一日膳食推荐

女,身高165cm,年龄36岁,孕前体重67kg,现体重72kg,孕周24^{+3}周,糖耐量空腹4.42mmol/L,餐后1h血糖11.02mmol/L,餐后2h血糖9.88mmol/L,糖化血红蛋白6%,BMI为24.6kg/m²。

GDM患者能量平均摄入

妊娠前体重	妊娠前体重指数 /kg·m⁻²	能量系数 /kcal·d⁻¹	妊娠早期 /kcal·d⁻¹	妊娠中 /kcal·d⁻¹	妊娠晚期 /kcal·d⁻¹
体重过轻	<18.5	35~40	2 000	2 300	2 450
正常体重	18.5≤BMI<24.0	30~35	1 800	2 100	2 250
超重/肥胖	≥24.0	25~30	1 500	1 800	1 950

1. 妊娠期糖尿病患者每日能量　正常和低体重的GDM患者(妊娠前BMI<24kg/m²)能量摄入应在非妊娠期每日能量摄入的基础上,妊娠早期保持不变,妊娠中期增加300kcal/d,妊娠晚期增加450kcal/d。

超重和肥胖的GDM患者(妊娠前BMI≥24kg/m²)可根据体重增长状况,胎儿发育状况,血糖和酮体水平及运动状况进行个体化能量设定,妊娠早期一般不应低于1 500kcal/d,妊娠中期和妊娠晚期一般不应低于1 800kcal/d。

2. 妊娠期糖尿病营养食谱设计　膳食摄入能量应满足孕妇和胎儿的生理代谢需求,维持适宜的妊娠期体重增长,达到维持合理血糖水平的目的。

食物多样化,适当多选择低GI/GL的食物。每日膳食种类应不低于12种,每周应不低于25种。少食多餐,3次正餐之外有2~3次加餐。建议早、中、晚正餐提供的能量分别占总能量的10%~15%、30%、30%,加餐占总能量的5%~10%,膳食安排应与控制血糖的药物治疗配合。

妊娠期糖尿病患者膳食中碳水化合物能量占总能量的45%~55%,每日碳水化合物不低于130g,全谷物、杂豆类食物占全天谷薯类总量的1/3,尽量避免添加精制糖。全天膳食纤维摄入量25~30g。

蛋白质占总能量的15%~20%,妊娠中、晚期分别增加蛋白质15g/d和30g/d,来自鱼、禽、肉、蛋、奶、豆类的优质蛋白占总蛋白质一半以上。

脂肪供能占总能量的 25%~30%,饱和脂肪酸占总能量不超过 7%,单不饱和脂肪酸占脂肪总能量的 1/3,反式脂肪酸小于总能量 1%,二十二碳六烯酸(DHA)应达到 200mg/d。

孕期叶酸以及钙、铁、锌、硒、碘的参考摄入量可按照《中国居民膳食营养素参考摄入量》(2013 版)适量增加。

3. 肥胖 / 超重妊娠期糖尿病患者营养食谱设计:

妊娠期糖尿病患者孕早期一日营养食谱举例(1 560kcal)

餐次	食物名称	原料名称及净重 /g
早餐	全麦面包	全麦面包 70
	豆浆蒸鸡蛋	鸡蛋 50 豆浆 50 香油 2
	圣女果 / 生菜	圣女果 100 花叶生菜 50
	牛奶	牛奶 240
加餐	水果	苹果 100 腰果 5
午餐	燕麦糙米饭	燕麦 15 糙米 50
	小白菜余丸子	瘦肉 50 小白菜 50 盐 1
	醋烹绿豆芽	绿豆芽 120 植物油 4 盐 1
加餐	水果酸奶(常温)	桑葚 50 菠萝 50 无糖酸奶 130
晚餐	鸡丝荞麦面	鸡胸肉 30 豆腐丝 20 菠菜 50 荞麦面 75 植物油 4 盐 1
	土豆焖扁豆	土豆 50 扁豆 50 鲜香菇 20 植物油 4 盐 1
	温拌蒿子秆	蒿子秆 100 香油 1 盐 0.5

注:食谱热量 1 560kcal,蛋白质 71.5g,占比 18.4%;脂肪 44.8g,占比 25.9%;碳水化合物 217.3g,占比 55.8%,用盐量 4.5g。

妊娠期糖尿病患者孕中、晚期一日营养食谱举例(1 840kcal)

餐次	食物名称	原料名称及净重 /g
早餐	牛奶燕麦片	牛奶 240 燕麦片 35
	蒸山药	山药 120
	虾仁蒸水蛋	鲜虾仁 30 鸡蛋 50 水 50 生抽 1 香油 1
	鸡肝拌菠菜	鸡肝 50 菠菜 100 盐 0.5 香油 1

餐次	食物名称	原料名称及净重 /g
加餐	水果酸奶（常温）	芒果 50　樱桃 50　无糖酸奶 130
午餐	红豆黑米饭	红豆 25　大米 25　黑米 25
	清蒸黄花鱼	黄花鱼 80（净肉）葱姜各 5　香菜 10　植物油 4　蒸鱼豉油 5
	香菇炒芥菜	大叶芥菜 100　香菇 30　蒜片 5　植物油 4　盐 1
	原味豆浆	豆浆 250
加餐	水果、坚果	猕猴桃 100　原味核桃仁 8
晚餐	豌豆玉米饭	豌豆 15　鲜玉米粒 50　大米 65
	虾皮冬瓜紫菜汤	虾皮 3　冬瓜 50　紫菜 5　香菜 5　香油 1　盐 0.5
	鸡蓉草菇烩豆腐	鸡腿肉 30　南豆腐 100　鲜草菇 30　香葱 5　植物油 4　盐 1
	西红柿炒圆白菜	西红柿 50　圆白菜 80　青蒜 10　植物油 4　盐 1

注：食谱能量 1 840kcal，蛋白质 95.7g，占比 20.8%；脂肪 60.2g，占比 29.4%；碳水化合物 234.8g，占比 50.2%；蒸鱼豉油、生抽等酱油 6g 折算 1g 盐，总用盐量 5g。

缩 略 语

缩略语	英文全称	中文全称
IGT	impaired glucose tolerance	糖耐量异常
IFG	impaired fasting glucose	空腹血糖调节受损
BMI	body mass index	体质指数
HDL-C	high-density lipoprotein cholesterol	高密度脂蛋白胆固醇
LDL-C	low-density lipoprotein cholesterol	低密度脂蛋白胆固醇
TG	Triglyceride	三酰甘油
ASCVD	arteriosclerotic cardiovascular disease	动脉粥样硬化性心脑血管疾病
PCOS	polycystic ovarian syndrome	多囊卵巢综合征
IGR	impaired glucose regulation	糖调节受损（糖尿病前期）
FPG	fasting plasma glucose	空腹血浆葡萄糖
OGTT	oral glucose tolerance test	口服葡萄糖耐量试验（OGTT）
GDM	gestational diabetes mellitus	妊娠糖尿病
PGDM	pregestational diabetes mellitus	孕前糖尿病
GI	glycemic index	血糖生成指数
GL	glycemic load	血糖负荷
RPE	rating of perceived exertion	自我感觉用力程度
FTND	Fagerström test of nicotine dependence	Fagerström 烟草依赖评估量表
CGM	continuous glucose monitoring	连续血糖监测

续表

缩略语	英文全称	中文全称
GA	glycated albumin	糖化白蛋白
SMBG	self-monitoring of blood glucose	自我血糖监测
POCT	point-of-care testing	床边快速血糖检测
1-RM	one repetition maximum	在保持正确姿势且没有疲劳感的情况下，一个人一次能举起的最大重量
SAS	self-rating anxiety scale	焦虑自评量表
SDS	self-rating depression scale	抑郁自评量表

参考文献

［1］中华医学会糖尿病学分会，国家基层糖尿病防治管理办公室．国家基层糖尿病防治管理指南（2018）［J］．中华内科杂志，2018，57（12）：885-893．

［2］国家卫生计生委．中国居民营养与慢性病状况报告（2015）［M］．北京：人民卫生出版社，2015．

［3］中国疾病预防控制中心，中国疾病预防控制中心慢性非传染性疾病预防控制中心．中国慢性病及其危险因素监测报告2013［M］．北京：军事医学出版社，2016．

［4］Zhou M，Wang H，Zeng X，et al. Mortality，morbidity，and risk factors in China and its provinces，1990-2017：a systematic analysis for the Global Burden of Disease Study 2017［J］．Lancet，2019，394：1145-1158．

［5］中华医学会糖尿病学分会．中国2型糖尿病防治指南（2013年版）［J］．中国糖尿病杂志，2014，22（8）：2-42．

［6］葛均波，徐永健，王辰．内科学［M］．9版．北京：人民卫生出版社，2019．

［7］葛声，张片红，马爱勤，等．《中国2型糖尿病膳食指南》及解读［J］．营养学报，2017，39（6）：521-529．

［8］中华医学会糖尿病学分会．中国2型糖尿病防治指南（2017年版）［J］．中华糖尿病杂志，2018，10（1）：4-67．

［9］中国营养学会．中国居民膳食指南（2016）［M］．北京：人民卫生出版社，2016．

［10］Zhou X，Qiao Q，Ji L，et al. Nonlaboratory-based risk assessment algorithm for undiagnosed type 2 diabetes developed on a nation-wide diabetes survey［J］. Diabetes Care, 2013, 36（12）: 3944-3952.

［11］柳斌杰, 邬书林, 阎晓宏. 中国图书年鉴［M］. 武汉: 湖北人民出版社, 2006.

［12］中国疾病预防控制中心营养与健康所. 2018 中国食物成分表标准版［M］. 北京: 北京大学医学出版社有限公司, 2018.

［13］中华人民共和国国家卫生健康委员会. 中国临床戒烟指南（2015 年版）［J］. 临床指南汇编数据库, 2019, 1（1）: e52-70.

［14］原国家卫生部. 医疗机构便携式血糖检测仪管理和临床操作规范（试行）［S］. 2010.